Ilustración de cubierta:

Luna López García

Maquetación y edición:

Eva Margarita García

Edición revisada y actualizada año 2024

ISBN: 978-84-09-59838-0

PARTOS ARREBATADOS

LA VIOLENCIA OBSTÉTRICA Y EL MERCADO DE LA SUMISIÓN FEMENINA

Eva Margarita García

ÍNDICE

A Jaime, la escucha.

A Sofía, la danza.

A Luna, la música.

AGRADECIMIENTOS

Este libro es el resultado de varios años de profunda investigación en los que, sin la colaboración de un montón de personas, nada se hubiera hecho realidad.

Tengo que agradecer, en primer lugar, a todas las madres que tan amablemente se ofrecieron a participar en el estudio, así como a los y las profesionales que también aceptaron, a veces incluso con temor a que peligrara su trabajo al expresar según qué opiniones. Por eso los nombres que aquí se citan son siempre pseudónimos, de modo que no pueda trazarse la identidad de las personas colaboradoras.

También agradezco a mi familia su paciencia, por haberme sabido ceder los espacios y el tiempo para poder investigar, escribir, leer. Sin ella esto hubiera sido imposible.

Gracias a todas las personas que aún ofrecen resistencias y se enfadan cuando se habla de medicina androcéntrica y violencia obstétrica: ellas me enseñan cómo de necesario es y realmente me animan a seguir.

Gracias a mis compañeros y compañeras de trabajo en Anaya, por aguantarme tantas horas hablando de feminismo sin mandarme a freír espárragos. Celia, ¡me escuchas hasta sin beber vino, y te lo agradezco!

Gracias a Miriam por revisar mi libro y por escribir el prólogo. Hacen falta muchas más profesionales como tú.

El pez es el último en ver el agua.

(Aforismo chino)

PRÓLOGO

Me llamo Miriam Al Adib Mendiri, soy ginecóloga y obstetra y llevo casi 20 años trabajando por la salud sexual de las mujeres tanto a través de la práctica clínica como a través de la divulgación. La primera vez que escuché estas dos palabras, «violencia obstétrica», me atraganté: «¿¿¿Cómo??? Si trabajamos para la salud de las mujeres y sus criaturas, ¡menudo invento este!»... Me resultaba difícil digerir que existiera tal forma de violencia de la que —no lo voy a negar— de alguna manera yo también he sido cómplice.

Tras convertirme en madre, tener depresión postparto y conocer a los pocos años la teoría del apego de John Bowlby y los aportes de la epigenética y las neurociencias que confirman esta teoría, tras conocer la Declaración de Fortaleza de 1985 de la OMS, tras conocer cómo se trabaja desde otro paradigma menos medicalizado y más humanizado (fui en persona a ver cómo se trabaja en otro hospital del mismo tamaño que el mío puesto que estábamos haciendo una guía de atención al parto en el SES), se me cayó la venda de los ojos y empecé a entender muchas cosas.

A poco que me abría a escuchar sin juicios las experiencias que viven muchas mujeres durante sus procesos reproductivos me di cuenta del sufrimiento y secuelas que tantas de ellas llevaban a cuestas, y lo más dramático es que no eran conscientes de ello, se veían a sí mismas como culpables, y todo porque les faltaba una palabra que pusiera nombre a lo que les pasaba. Me resulta esto comparable a lo que les sucedía antiguamente a las mujeres que sufrían violencia de género en manos de sus parejas: no eran conscientes de sufrir violencia ya que en aquel entonces pegar a una mujer era algo muy normal.

Conocí a Eva Margarita por una amiga común que me invitó a leer su tesis doctoral sobre violencia obstétrica. Leer todas las argumentaciones de su rigurosa investigación me ayudó a comprender más en profundidad que este tipo de violencia tiene mucho de simbólica. ¿Y por qué es simbólica? Porque es invisible y se normaliza hasta tal punto que ni siquiera somos conscientes de ella. En la mayoría de los casos ni siquiera hay ninguna intención de hacer daño por parte de los profesionales, yo misma la he ejercido creyendo precisamente todo lo contrario: que hacía todo lo mejor que se puede hacer para la paciente y su criatura, y digo que no era consciente hasta el punto en que yo misma como ginecóloga también la ejercí contra mí misma.

Puedo asegurar que no fue fácil quitarme esta venda de los ojos, de reconocerme en la parte que perpetúa la violencia obstétrica. Pero no hay otra opción: o te la quitas o te la dejas. Y yo me incliné por quitármela. No es nada fácil, pero entiendo que siempre ha sido difícil nombrar lo que la sociedad normaliza. En su día también fue complicado para nuestras antepasadas reconocer ciertos tipos de malos tratos que ahora nos parece increíble que no vieran, ¿verdad? ¿Y cuándo dejó de ser normal la violencia que antes se ejercía en el seno de una pareja? Cuando comenzaron a hablar de ello, por eso lo primero es romper el silencio. Qué importante es que se vayan sumando las voces.

Tenemos la suerte de que hoy existe un discurso que nombra la violencia de género, pero es un discurso todavía inacabado, porque todavía necesitamos seguir nombrando aquello que permanece invisibilizado y que, por desgracia, sigue nutriendo a las demás formas de violencia.

Con este libro, Eva Margarita hace una argumentación bien extensa y documentada, muy valiente, sin pelos en la lengua, pues es consciente de que precisamente esta invisibilidad es la que perpetúa el sufrimiento para muchas mujeres y sus criaturas, ¡cuánto daño hace el silencio! Ella ha decidido desde hace tiempo investigar y dar voz, poner palabras a lo que no se nombra, y todo de una forma impecable y rigurosa.

Nombrar lo que es invisible es el primer paso para tomar conciencia, gracias Eva Margarita por seguir luchando por un nacimiento más humanizado, para un mundo mejor.

Miriam Al Adib Mendiri

Ginecóloga

INTRODUCCIÓN

Y te dicen «relájate, colabora», es como si te meten un dedo en el ojo y te dicen «colabora, relájate», pues no, me estás haciendo daño, o sea... Una vez con la ventana abierta, y yo «¿puedes cerrar la ventana?», «mujer, si no te ve nadie», «yo los estoy viendo a ellos, ¿por qué ellos no me van a ver a mí?»

(«Maicha», madre de cinco hijos).

Cuando comencé a interesarme por la violencia obstétrica, y decidí saber más sobre ella, me di de bruces con la realidad: no existía apenas nada publicado. Así que durante cuatro años realicé tanto una investigación introductoria y cuantitativa como una más profunda y cualitativa, de índole etnográfica, hablando tanto con usuarias como con profesionales del sistema sanitario, para poder comprender qué es la violencia obstétrica, por qué se produce, y por qué resulta algo totalmente invisibilizado por la sociedad.

Invisibilizado, sí, pero también tremendamente común: al hablar con todas estas mujeres maravillosas y que me hicieran partícipes de sus experiencias, fui haciéndome más y más consciente de cómo estos abusos están a la orden del día en el tratamiento del embarazo, parto y posparto, entre otros momentos[1]. La violencia obstétrica está por todas partes, normalizada absolutamente. Muchas mujeres, al pasar por algo así por primera vez, se quedan con una sensación espantosa que no saben definir, pero que cursa irremediablemente con terror a un próximo embarazo y parto. Por otro lado, se encuentra todo tan normalizado, que esconden o niegan sus sensaciones, porque si todo el mundo pasa por lo mismo sin problemas... ¿por qué iban a ser ellas diferentes?

[1] En realidad, podríamos hablar más bien de una violencia ginecobstétrica, pero he querido destacar sobre todo lo relativo al tratamiento del embarazo y el parto, por tratarse de momentos de máxima vulnerabilidad.

La vergüenza y la culpa las inunda, muchas veces sin saber el porqué, amén de que existe de trasfondo un arquetipo de madre abnegada que imposibilita la licitación de estas sensaciones. Y esto es muy importante, porque muestra cómo el paradigma médico hegemónico se ha naturalizado de tal modo que la mayoría de las mujeres aceptan ser manipuladas en los paritorios como algo normal, puesto que así se ha venido haciendo durante mucho tiempo. Y esa misma naturalización de la violencia obstétrica, que permite a la biomedicina seguir produciendo cuerpos dóciles y domesticados, es lo que conlleva la aceptación callada por parte de muchas mujeres de este paradigma de salud, que bebe de un paradigma social mucho más profundo, produciendo una imagen distorsionada de los procesos fisiológicos de las mujeres en tanto que patológicos y fuera de control, necesitados de atención médica constante.

Es, de hecho, más que una aceptación callada: en mi camino me he encontrado auténticas resistencias, no únicamente del personal sanitario (siempre que imparto una conferencia sobre el tema me pregunto «¿cuál de las personas del público será personal sanitario y en el turno de preguntas me negará todo lo que digo?», y ahí está, al final del todo sale, nunca falla), sino también de las propias mujeres (de hecho, recuerdo que cuando leí mi tesis, una de las integrantes del tribunal estaba claramente ofendida por las opiniones que en ella una ginecóloga hacía sobre las cesáreas, y me las espetó como si fueran opiniones mías, cuando yo únicamente había transcrito −como en cualquier etnografía− un *verbatim* ajeno). Romper con un sistema tan profundamente intrincado es muy duro, y las resistencias son totalmente normales. Somos humanas.

Este libro es un extracto de toda esa investigación, que resultaría demasiado larga de publicar en un solo volumen, a modo de introducción al tema. Expone las raíces teóricas e históricas tanto de la violencia obstétrica como del sistema médico hegemónico y androcéntrico del que bebe. También explica cuáles son las intervenciones más comunes, salpicando todo el texto con algunas observaciones de las 37 madres y 15 profesionales de la salud con quienes hablé a lo largo de las muchas horas de entrevistas, cuyas transcripciones ocupan unas 700 páginas.

Como límites a la investigación, soy consciente de mi lugar privilegiado, que es también un lugar de poder: aunque soy mujer y neurodivergente, no vivo en un país pobre, tengo recursos, cuento con educación superior. Mi mirada, inevitablemente, estará sesgada por mi propia subjetividad, por mi posición en el mundo. Por supuesto, he querido respetar los discursos de las personas que tan amablemente participaron en el estudio, así que las citas que de ellas aparecen serán siempre textuales (*verbatim*), respetando la manera de expresarse de cada cual. En toda mi investigación actué en tanto que instrumento de indagación, pero sin negar que formo parte del mundo que investigo, sobre el cual no puedo evitar influir y del cual me veo influida a la vez, escuchando cómo las madres han percibido y experimentado las vivencias de sus propios partos y cómo los y las profesionales han podido actuar en la asistencia a dichos partos. Además, considero que la perspectiva feminista se vuelve imprescindible en este contexto, teniendo en cuenta los discursos hegemónicos impositivos y opresores de la biomedicina propios de la modernidad y su implicación en las representaciones y vivencias maternales.

Sería poco honesto por mi parte no admitir que mi simpatía se sitúa del lado de las madres que han sufrido violencia obstétrica, así como de los modelos asistenciales poco intervencionistas, por lo que una de las limitaciones del estudio ha podido ser el posible sesgo por mi posición subjetiva feminista y activista por los derechos de los partos respetados, si bien he intentado exponer los datos con la mayor imparcialidad que me ha sido posible, siempre teniendo en cuenta que en ciencias sociales es imposible que en las investigaciones no esté presente la subjetividad de la persona que investiga. De todas formas, es imposible que los y las participantes sean neutrales, pues son actores/actrices sociales y, como tales, parten de una perspectiva cultural específica, de una cosmovisión preinterpretada. Por ello, otro posible sesgo en el estudio puede ser que las personas que se han prestado a participar tengan ciertas inquietudes de base sobre los temas propuestos (las madres, de su experiencia personal, y los y las profesionales, de los aspectos asistenciales, sus carencias y sus puntos fuertes). Por último, resulta inevitable pensar que un/a profesional siempre va a intentar ofrecer una versión positiva de sí mismo/a: aunque algunos/as han admitido prácticas no adecuadas en su quehacer, otros/as ignoraban la violencia obstétrica, como algo totalmente ajena a su persona y a su vida profesional, como algo «del pasado» o simplemente que «aquí no ocurre», es decir, la situaban en otra dimensión tanto espacial como temporal.

Aunque todas las madres tienen su historia o historias de partos, esto es, con sus propias subjetividades, experiencias y apreciaciones personales, observé cómo sus discursos resultaron bastante homogéneos, dibujando unos conflictos bien definidos (sentirse ninguneadas, infantilizadas, cosificadas...). De todo ello resulta que las madres se encuentran tensionadas dentro de luchas de poder y jerarquías sanitarias donde ellas son las últimas de la cadena, por lo que acaban asumiendo un papel pasivo dentro de las rutinas hospitalarias, perdiendo el control de sus propios partos, resignándose a que sean los/las profesionales y la tecnología quienes asuman el control. También, todo esto forma parte de un paradigma social, de cómo existe en los discursos sociales una visión del parto desde la patología y no desde la fisiología, por lo que muchas madres, siendo consecuentes con este paradigma, se sienten más seguras delegando en la tecnología y el intervencionismo el control de sus experiencias de parto. El trasfondo de esta visión es el «exceso de asistencia como lo deseable», cierta desconfianza de las mujeres hacia sus propios cuerpos, lo que propicia la patologización de sus procesos naturales, no ya solo en cuanto a la asistencia obstétrica, sino en todas sus vivencias fisiológicas. Por último, otro factor muy presente en las madres es el miedo: miedo a perder el control, miedo a que algo salga mal, miedo a que el bebé nazca con problemas. El miedo es un arma muy poderosa en el contexto hospitalario para que la sumisión de las mujeres resulte total.

Dentro de los y las profesionales, se observan diferencias entre los discursos de los/las ginecólogos/as y los de las matronas. Se encuentra latente una idea de jerarquía al estilo militar donde las personas profesionales de la medicina obstétrica se sitúan en la cúspide, y donde las relaciones se encuentran permanentemente tensionadas, no respetándose como se debiera el ámbito de actuación de cada uno. Así, si en la sanidad pública las matronas deberían ser las encargadas del parto normal, fisiológico, y los/las ginecólogos/as de los partos patológicos, la queja más común por parte de las matronas es que esto no suele respetarse, relegándose muchas veces el papel de las matronas al de meras «enfermeras obstétricas», por así decirlo. De estos conflictos jerárquicos entre los/las profesionales surgen luchas de poder que finalmente revierten en las madres, que no pueden conseguir una asistencia que vaya de la mano de la evidencia científica más actual. Es de destacar que, aunque muchos hospitales posean protocolos supuestamente actualizados con dicha evidencia científica, también tienen otros que consisten más bien en «rutinas hospitalarias», esto es, protocolos no escritos, donde las relaciones entre el personal contienen grandes tiranteces porque suelen favorecer siempre a los más altos en el «escalafón de poder». Aun así, la tendencia que se observa es que, a pesar de que a nivel asistencial los cambios se produzcan aparentemente con una gran lentitud, sí parece existir cierta tendencia a lograr una mayor humanización de los partos. Para conseguir esto es imprescindible que el sistema sanitario se muestre más abierto a escuchar las necesidades de las madres, cambiando las relaciones de poder y vertebrando nuevos marcos conceptuales de interpretación del nacimiento como momento imprescindible dentro del cual se articulan estados psicoemocionales de gran importancia. Por ello, es indispensable encontrar un punto de equilibrio entre la seguridad de la biomedicina, el respeto al trabajo de cada profesional con una delimitación clara de sus funciones, y la necesidad de las madres de ser escuchadas, respetadas y tratadas como personas con autonomía y poder de decisión.

CAPÍTULO I. UNA APROXIMACIÓN TEÓRICA A LA VIOLENCIA OBSTÉTRICA

Entonces, en ese seguimiento yo iba con dudas, con preguntas, o con sugerencias, o que no entendía algo, no sé, y siempre me contestaban que «por protocolo». Y además es que en el momento en que se sentían incómodas con mi presencia se ponían a mirar el ordenador y yo ya no estaba ahí.

(«Andrómeda», madre de dos hijos).

Vamos a comenzar analizando los aspectos teóricos en torno a la violencia de género y a la violencia obstétrica: dónde están enmarcadas, qué tipos de violencias existen y cuáles son sus causas. También veremos por qué están normalizadas así como cuáles son las estrategias de erradicación de la violencia de género. Después, conoceremos cuáles son las leyes que protegen contra la violencia de género en España, así como las específicas contra la violencia obstétrica, si es que existen, amén de aprender cómo se puede prevenir la violencia obstétrica. A continuación, analizaremos la violencia obstétrica dentro del ámbito de los derechos humanos, puesto que estos deberían ser, a mi entender, los derechos fundamentales de cualquier sociedad. Por último, veremos cómo la violencia obstétrica es una forma de control social, para lo cual realizaremos una pequeña lectura de esta problemática bajo un prisma foucaltiano.

VIOLENCIA OBSTÉTRICA Y VIOLENCIA DE GÉNERO

Definición de violencia (OMS). El triángulo de la violencia

La Organización Mundial de la Salud propuso en el año 2003 la siguiente definición de «violencia» (OMS, 2003: 3):

> *El uso intencional de la fuerza o el poder físico, de hecho o como amenaza, contra uno mismo, otra persona o un grupo de comunidad, que cause o tenga muchas probabilidades de causar lesiones, muerte, daños psicológicos, trastornos del desarrollo o privaciones.*

Según este mismo informe de la OMS (*Ibíd.*: 7), la prevención de la violencia como tal resulta fundamental para la erradicación de esta, lo que se llevaría a cabo actuando simultáneamente en distintos niveles:

- **Nivel sociocultural**. Prestar atención a los factores sociales, culturales y económicos que fomentan la desigualdad y que producen situaciones de violencia, fomentando un acceso real a la educación e igualdad de oportunidades.

- **Nivel público**. Tomar medidas destinadas a prevenir la violencia en lugares públicos y concienciar a la población de la problemática en torno a esta.

- **Nivel familiar**. Ofrecer entornos saludables y ayuda a las familias disfuncionales.

- **Nivel de género**. Hacer frente a las desigualdades de género con medidas de prevención, prestando atención a las prácticas culturales que atentan contra las mujeres.

- **Nivel individual**. Ser conscientes de los factores de riesgo individuales, y educar a niños y jóvenes en el respeto hacia los demás, corrigiendo los comportamientos violentos mediante la educación.

Existe además lo que el sociólogo noruego Johan Galtung (2003) denominó «el triángulo de la violencia», y que establece la relación entre los tres tipos de violencia que podemos encontrar en la sociedad: la violencia cultural, la violencia estructural y la violencia directa.

- La **violencia cultural** es de tipo simbólico[2], y se halla en las obras de arte, la ciencia, la religión, etc., es decir, en todas aquellas manifestaciones culturales dentro de una sociedad, creando un marco legitimador de estas actitudes, y reprimiendo o inhibiendo la respuesta de quienes las sufren. Ofrece incluso justificaciones para que los seres humanos se destruyan mutuamente en nombre de la religión, de la patria o de la supremacía (por motivos de raza, sexo, cultura...) y hasta sean recompensados por hacerlo. No hay más que ver cómo las respuestas violentas en todos los niveles y en todos los ámbitos están normalizadas en los medios de comunicación, donde los ejércitos aparecen como la incuestionable vía principal de solución de los conflictos internacionales.

- La **violencia estructural** se considera la más peligrosa, y se da por no ver satisfechas las necesidades que se tienen (supervivencia, libertad, bienestar, identidad...), por permitir desigualdades e injusticias. Se origina en estructuras sociales, y es la violencia que más mata y afecta a más personas. La responsabilidad de la violencia estructural muchas veces está tan diluida que dificulta muchísimo su identificación y el poder actuar sobre ella.

- Por último, la **violencia directa** es aquella que se realiza sobre las personas, ya sea física o verbalmente. Es el tipo de violencia más evidente, puesto que es la que se ve, y esa visibilidad la hace más fácil de identificar y por tanto de combatir. Pero la violencia directa es en realidad como la punta de un iceberg, ya que esta se asienta sobre las otras dos. Se trata de la manifestación de algo, no su origen, y es en los orígenes (es decir, en los dos otros tipos de violencia) donde deben buscarse las causas para actuar de raíz.

---

[2] La violencia simbólica normaliza estereotipos y roles de género, categorías cognitivas, estructuras mentales, etc. De este modo, se reproducen los sistemas asimétricos de poder, invisibilizándolos, y los dominados pasan a ser cómplices de su propia dominación.

La violencia directa se asienta, por lo tanto, en la violencia estructural y se justifica por la violencia cultural. Si observamos cualquier abuso de poder sobre un grupo oprimido, o cualquier situación de injusticia social (reparto de recursos insuficiente, gran desigualdad en la renta de las personas, dificultad de acceso a los servicios sociales), veremos cómo existirán siempre discursos que justifiquen dichas situaciones.

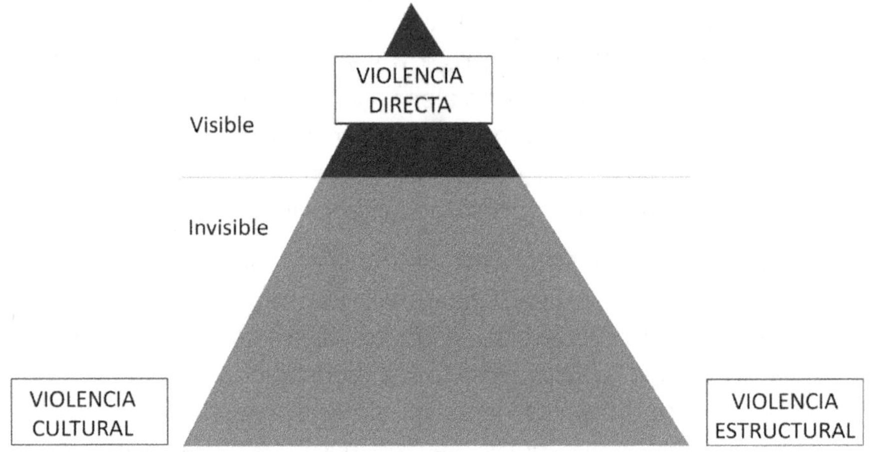

Figura 1. *El triángulo de la violencia.*

Las violencias contra las mujeres: la violencia de género

En 1993, dentro de la Conferencia Mundial de los Derechos Humanos celebrada en Viena, la Asamblea General de las Naciones Unidas aprobó la Declaración sobre la Eliminación de la Violencia contra la Mujer, cuyo artículo 1 la define como (ONU, 1993):

> *Todo acto de violencia basado en la pertenencia al sexo femenino que tenga o pueda tener como resultado un daño o sufrimiento físico, sexual o psicológico para la mujer, así como las amenazas de tales actos, la coacción o la privación arbitraria de la libertad, tanto si se producen en la vida pública como privada.*

Actualmente, el término «violencia de género» es el más utilizado para designar algunas de las agresiones que los hombres infligen a las mujeres. El problema es que el concepto no tiene un único significado, y en la mayoría de los casos, se utiliza de forma parcial (Ferrer, 2007). Si se llama «violencia de género» es porque alude al concepto meramente cultural, porque hombres y mujeres no somos tratados por igual en el marco sociocultural en el que nos movemos. Otros términos quizás más acertados serían «violencia machista» o incluso simplemente«violencia contra las mujeres». Aquí hemos mantenido el término «violencia de género» porque es como está registrado en la legislación, a pesar de que hoy en día el concepto «género» está mutando a pasos agigantados.

Podríamos definir la violencia de género como...

> *... toda forma de coacción o imposición ilegítima por la que se intenta mantener la jerarquía impuesta por la cultura sexista, forzando a que la mujer haga lo que no quiere, no haga lo que quiere o se convenza de que lo que fija el varón es lo que se debe hacer. Supone sentirse con derecho a un poder sobre la mujer –abuso de poder– que autoriza a violar, invadir o transgredir sus límites, con el objetivo de vencer sus resistencias y tener control, dominio y posesión sobre ella para conservar el poder en la relación y encarrilarla según sus propios intereses y deseos* (Bonino, 2005).

Así, se trata de un mecanismo de control y subordinación de las mujeres y sirve para mantener el *statu quo* de la dominación masculina. Es un tipo de violencia que se da contra las mujeres por el mero hecho de ser mujeres. Por ello, la *Declaración sobre la Eliminación de la Violencia contra la Mujer* constituyó un auténtico hito a nivel internacional, pues por primera vez se abordó la violencia hacia las mujeres dentro del ámbito de los derechos humanos. El maltrato físico y psíquico se ha considerado tradicionalmente un derecho de los hombres sobre las mujeres, protegido aún en algunos países por la legislación o la ausencia de esta. De hecho, en las sociedades con un patriarcado más fuerte, regidas por ideas más drásticas de masculinidad y una separación más potente entre sexos, se dan muchos más casos de violencia contra las mujeres que en aquellas donde existe un mayor respeto hacia estas (TrustLaw Women, 2011).

Este tipo de violencia se enmarca dentro de las llamadas patologías de la civilización, que han sido definidas:

> ... *como un conjunto de problemas de salud, de etiología multifactorial, que tienen en común el que tanto en su origen como en su tratamiento y curación influyen poderosamente la formación cultural, las circunstancias sociales y la conducta personal* (Lorente y Toquero, 2004: 7).

La violencia contra las mujeres incluye, entre otros (ONU, 1993):

> *a) La violencia física, sexual y psicológica que se produzca en la familia, incluidos los malos tratos, el abuso sexual de las niñas en el hogar, la violencia relacionada con la dote, la violación por el marido, la mutilación genital femenina y otras prácticas tradicionales nocivas para la mujer, los actos de violencia perpetrados por otros miembros de la familia y la violencia relacionada con la explotación;*

> *b) La violencia física, sexual y psicológica perpetrada dentro de la comunidad en general, inclusive la violación, el abuso sexual, el acoso y la intimidación sexuales en el trabajo, en instituciones educacionales y en otros lugares, la trata de mujeres y la prostitución forzada;*

> *c) La violencia física, sexual y psicológica perpetrada o tolerada por el Estado, dondequiera que ocurra.*

Igualmente, según el Convenio de Estambul (COE, 2011: 5), la violencia contra las mujeres se reconoce como «una violación de los derechos humanos y como una forma de discriminación», considerando responsables a los Estados si no responden de manera adecuada a este tipo de violencia.

Es decir, según esto, la violencia de género no se limitaría al ámbito donde normalmente se encasilla: a las parejas o exparejas, quizás como reducto de lo que antiguamente era «violencia doméstica contra las esposas», que no analizaba desde luego las causas ideológicas y socioculturales sobre las cuales esta se asentaba, y que hoy por hoy sigue contemplándose, por desgracia, en demasiadas ocasiones como único contexto para esta lacra social.

Nuestra sociedad se sustenta en profundas desigualdades de género a todos los niveles (económicas, sociales, laborales...), lo que redunda en que la violencia de género sea una muestra más de la supuesta «supremacía» de los varones.

Y volviendo al triángulo de la violencia del que hablábamos en el punto anterior, podemos ver cómo la violencia de género está asentada igualmente en su vertiente estructural/cultural, siendo solo la directa, la punta del iceberg, la que normalmente se ve:

- La violencia contra las mujeres es **estructural**, no se trata de una obra de personas enfermas, sino que se debe a cómo se plantean en nuestra sociedad las relaciones entre hombres y mujeres, esto es, los maltratadores son una consecuencia más del patriarcado. Las estructuras sociales arropan ese tipo de violencia porque fomentan la desigualdad entre géneros, asignando diferentes roles a hombres y mujeres y defendiendo —directa o indirectamente— la superioridad de los unos sobre las otras.

- La violencia contra las mujeres es **cultural**. Estas desigualdades están tan interiorizadas que forman parte del sistema de creencias de buena parte de la población, en mayor o menor medida, identificándolas con «diferencias naturales», con lo que se aceptan como algo inevitable en vez de pensar que resultan de índole social y, por ello, susceptibles de ser cambiadas:

> Los distintos movimientos y estudios feministas han mostrado que la cuestión central es entender que la violencia doméstica constituye una extensión o continuación de una violencia cultural hacia las mujeres, puesto que tratamos justamente de política, de relaciones de poder, libertad, sumisión y autoridad en la violencia de género (Cabruja, 2004: 141).

La violencia de género es, además, un instrumento para afianzar ese sometimiento: así se perpetúa la superioridad del poder masculino y se somete la libertad femenina. Se da en todo tipo de mujeres, de todos los niveles culturales y sociales (e igualmente, es impartida por todo tipo de varones, de todos los niveles culturales, sociales, económicos y formativos), lo que demuestra que el principal factor que predispone a ser víctima de violencia de género es simplemente uno: ser mujer.

En palabras de Victoria Sau (1998: 166-167):

> Los malos tratos individuales (...) son la manifestación particular y específica de los malos tratos estructurales, institucionalizados, que forman parte del orden patriarcal. Su propia institucionalización hace que pasen inadvertidos y circulen como un material obvio respecto del que no hay que dar explicaciones ni justificarse.

Si las mujeres, en casi todas las culturas, son tratadas como inferiores, y acaban asumiéndolo como una realidad, aunque sea a nivel inconsciente, verán como algo «natural» el que se las trate como a seres inferiores. Desde su más tierna infancia se ven abocadas a un sentimiento de culpa, y con ello, a una victimización. Por ello, las mujeres se ven fragmentadas, y pasan de «estar» enfermas a «ser» enfermas:

> *El proceso de victimización culmina cuando el cuerpo de las mujeres se convierte en objeto de mercado y de manipulación, por medio de la cosmética, la cirugía estética y la medicalización de todos los procesos de su cuerpo, de los fisiológicos, como la menopausia o el parto, y de los mentales. [...]*
>
> *Como si no sentir nada fuese la panacea de la felicidad. Sumisas, obedientes, «femeninas» y sin sensaciones ni sentimientos parece ser el objetivo del ideal androcéntrico, que es superior, y que las prefiere víctimas a seres humanos* (Valls-Llobet, 2009: 304).

Además, las mujeres víctimas de violencia de género sufren casi siempre una revictimización, que consiste en el padecimiento de otro tipo de maltratos por parte de las instituciones policiales, de la salud y judiciales (Domínguez Vela, 2016: 11). Así, tendrán que pasar por largas esperas, papeleos, interrogatorios vejatorios e incluso mala atención psicológica y médica, lo que muchas veces hace que se arrepientan de haber iniciado la denuncia. Este temor a la revictimización influye mucho en la decisión de denunciar por parte de las víctimas, que se imaginan aún más vulnerables y expuestas si finalmente van a ser tratadas sin ningún respeto por su intimidad.

Qué es la violencia obstétrica: la violencia obstétrica como violencia de género

La violencia obstétrica hace referencia a un conjunto de prácticas que degrada, oprime e intimida a las mujeres de distintas maneras dentro de la atención a la salud reproductiva, fundamentalmente en el período del embarazo, parto y postparto. Se trata de una violación de los derechos humanos y reproductivos de las mujeres, y puede ser tanto física —uso de procedimientos innecesarios en el embarazo y el parto, falta de respeto en los ritmos naturales del parto— como psicológica

—infantilización de las mujeres, trato despectivo y humillante, insultos y vejaciones—.

La violencia obstétrica no es solo consecuencia de protocolos obsoletos y mala praxis médica, sino que se trata de una forma más de violencia de género: se infantiliza a las mujeres, tratándolas de un modo paternalista y vejatorio, pero está tan normalizada a nivel social que resulta difícil la visibilización del problema. Y la violencia de género más peligrosa es precisamente aquella que está invisibilizada. En México, por ejemplo, hay hospitales en los que se chantajea a las mujeres con la obligación de ponerse un DIU tras el parto o si no la incisión de la cesárea será vertical (y por ello, menos estética) en vez de horizontal (Reza, 2013), lo que atenta gravemente contra los derechos reproductivos y sexuales de las mujeres.

Si yo, por el mero hecho de ser mujer, tengo que aguantar que me toquen mis genitales sin permiso, recibiendo vejaciones como «no seas cría» o «bien que no te quejabas cuando encargabas al bebé», estamos ante un caso flagrante de violencia de género. No se suelen escuchar casos de varones a los que los urólogos les hacen tactos rectales a la fuerza (por ejemplo), esgrimiendo frases como «no seas crío». Sobre los varones se puede ejercer violencia de otras índoles, pero no violencia de género, puesto que esta se da solo contra las mujeres por el mero hecho de serlo, como hemos visto.

Maicha, de hecho, piensa que molesta que las mujeres acudan con conocimientos, saliéndose de ese rol «infantil»:

> *Ya no permití que me hicieran el Hamilton por ejemplo, y nada, en general muy paternalista, muy... «a ver, aquí, a ver, venga, que tú no sabes», y he observado que molesta que tú sepas, molesta que tengas unos mínimos conocimientos.*

Infantilizar a las mujeres, tener hacia ellas una actitud absolutamente paternalista, está a la orden del día en las consultas de seguimiento del embarazo y en los paritorios de todo el país. Por ejemplo:

> *Un ginecólogo, ante las dificultades que tenía para realizar un examen, gritó a la paciente que por qué contraía la vagina, pues no podía realizar la exploración como él deseaba. La mujer se sintió insultada por el trato y las palabras que le dirigió el especialista calificando sus genitales y sus hábitos sexuales. Cuando ella no quiso cooperar, el ginecólogo la amenazó diciéndole que tendría que usar instrumentos aún más potentes para poder realizar el examen. La paciente terminó tan aterrorizada que no pudo terminar la prueba. Posteriormente, en otro hospital y con anestesia, se le diagnosticó un cáncer. Ella relata que fue tratada «como una vaca» (Valls-Llobet, 2009: 377).*

Las víctimas de violencia obstétrica suelen relatar cómo notaron una sensación creciente de pérdida de poder (haciéndolas sentir inferiores, como «que no tenían voz»), cómo se las ignoraba (el personal sanitario miraba la pantalla del ordenador en vez de establecer contacto directo, no escuchaba sus necesidades específicas, actuó por protocolo y como si todas las mujeres fueran iguales o usó un lenguaje confuso como método de separación entre profesional y paciente, etc.) y cómo existía una falta total de empatía (en distintos grados, desde insensibilidad hasta desdén y humillación directa de las pacientes). Es precisamente lo que comenta *Andrómeda*, que destaca que era como si el ecógrafo estuviera solo, sin personas detrás:

> *En ese embarazo me encontré esa frialdad pero tampoco me decían cosas malas, entre comillas. Era simplemente como si hubiera sido la máquina sola, ¿sabes? La que me hubiera hecho la ecografía.*

La violencia de género constituye un problema de salud pública, ya que diversos estudios han demostrado cómo las víctimas tienen en general peor salud, tanto mental como física (Blanco Prieto, 2005). Igualmente, las mujeres víctimas de violencia obstétrica presentan diversos cuadros médicos en su salud, tanto físicos (secuelas sexuales, dolor, incontinencia, problemas con la lactancia, etc) como emocionales (síndrome de estrés postraumático, depresión postparto, rechazo a ser tocada, etc.

En países como Venezuela o Argentina, como veremos más adelante, la violencia obstétrica está incluida en las leyes contra la violencia de género, pues se contempla como una apropiación indebida del cuerpo femenino y de sus procesos reproductivos, en tanto que trato deshumanizador, exceso de medicalización y patologización, pérdida de autonomía y de la capacidad de decisión por parte de las mujeres.

La Organización Mundial de la Salud (OMS) da una definición de salud (OMS, 1948) indicando que esta es «un estado de completo bienestar físico, mental y social, y no solamente la ausencia de afecciones y enfermedades». Si la violencia obstétrica que vemos es solo la punta del iceberg, entonces es que esta se asienta, también, peligrosamente sobre las otras dos violencias mencionadas: una violencia cultural muy fuerte en la que las pacientes en general se sitúan en un papel de indefensión aprendida respecto a los profesionales de la salud (y doblemente además, por pacientes y por mujeres) y una violencia estructural donde no se está ofreciendo a las mujeres lo que ellas necesitan, no se está respetando su poder de acceso a la información, su poder de decisión.

Porque las mujeres deberían tener siempre acceso a la información, poder elegir libremente si desean o no un embarazo, cómo llevar a cabo el seguimiento de este, cómo parir y dónde, por quién(es) estar acompañadas en esos momentos, etc. Pero si el contexto social falla, si solo se impide que las mujeres tengan información, si impide que ejerzan dicho control sobre sus propios cuerpos... entonces esos cuerpos están manipulados, son meros objetos en manos del poder hegemónico.

La violencia obstétrica es también violencia simbólica

La violencia obstétrica es también violencia simbólica porque:

> *La violencia simbólica es aquella que se ejerce, sin mediación de la fuerza física, sobre un agente social con su complicidad, puesto que el agente dominado no es consciente de su estado de sumisión, no se siente obligado a actuar y pensar de la forma en que lo hace porque hacerlo significaría ir en contra del orden lógico o «natural» de las cosas. Es transmitida a través de símbolos, como son gestos, actitudes, posturas corporales, etc., cuyo significado es comprendido e interpretado dentro de la propia cultura (u otras), y es transmitido de generación en generación mediante la educación* (Fernández Fernández, 2005).

... Y como tal, según Michelle Sadler (2004: 15-66), resulta invisible porque se muestra por el discurso hegemónico como «necesaria» para «ayudar» a las personas: de ese modo, las mujeres se sienten obligadas a obedecer y a no cuestionar a los profesionales. Y es que, además, si lo hacen, la violencia hacia ellas casi siempre aumenta. Así, «las técnicas modernas de represión son en general invisibles y no dicen lo que prohíben, porque decirlo es dar indicación de su existencia» (Rodrigáñez, 2010: 19). Parecería que siempre hay que callarse, según dice *Besly* de un modo irónico, «porque el médico lo hace por tu bien. Y por el bien del bebé».

Sadler (2004: 15-66) hace esta distinción de los mecanismos de control social presentes en la atención medicalizada de un parto:

- **Homogeneización**: No se consideran las diferencias entre las mujeres, no se les pregunta su opinión ni su consentimiento, y se las trata como a sujetos pasivos de los servicios de salud.

- **Patologización**: Las parturientas son consideradas enfermas, alertando siempre de los riesgos, y usando con mujeres con un embarazo normal los mismos procedimientos que aquellas que tienen embarazos con problemas, impidiendo a las mujeres que confíen en sus propias sensaciones, delegando el conocimiento en las mediciones de los aparatos y en los análisis.

- **Fragmentación**: Las mujeres se encuentran fragmentadas, pues se aíslan los procesos fisiológicos de los factores emocionales, ambientales, culturales y sociales.

- **Naturalización**: Se trata a las mujeres como a seres pertenecientes a la naturaleza, y por ende poco racionales, por lo que se las infantiliza, negándoles información.

- **Contaminación**: Se recuerda constantemente a las parturientas que tienen que seguir las pautas y no interferir en el trabajo de los profesionales, que son quienes saben, impidiéndoles que accedan a sus propios cuerpos.

- **Culpabilización**: Se responsabiliza a las mujeres de las dificultades que puedan producirse durante el parto; por ello, muchas hablan como si lo vivido por ellas fuera lo normal dentro del ámbito médico, acallando de ese modo sus percepciones subjetivas.

La asistencia en el embarazo y el parto, entendida dentro de la visión biotecnológica imperante en Occidente, sigue otorgando a las madres gestantes el papel de enfermas, objetos, pasivas en una supuesta enfermedad que en realidad es un proceso fisiológico.

LA SITUACIÓN LEGAL DE LA VIOLENCIA OBSTÉTRICA EN ESPAÑA

Legislación sobre violencia de género

Aunque la violencia de género ha estado invisibilizada durante siglos, el reconocimiento de su existencia marcará un antes y un después en la consideración de los derechos de las mujeres. Podemos encontrar antecedentes en la intención de regularizar esta situación en diversas convenciones. Por ejemplo, en la II Conferencia Mundial sobre la Condición Jurídica y Social de la Mujer que se celebró en 1980, se constató que la violencia contra las mujeres es el crimen más silenciado del mundo. En 1993, en la Conferencia Mundial de Derechos Humanos celebrada en Viena, se reconocieron los derechos de las mujeres como Derechos Humanos. En ese mismo año se celebró la Convención sobre la eliminación de todas las formas de discriminación contra la mujer (CEDAW), y en esta se definió la violencia contra la mujer como una forma de discriminación que impide gravemente el goce de derechos y libertades en igualdad con el hombre. En 1995, en la IV Conferencia Mundial sobre la Condición Jurídica y Social de la Mujer, se explicó que debían evaluarse las relaciones entre mujeres y hombres dentro del concepto de género. Desde 1995, la ONU reconoce que la violencia de género es uno de los principales hándicaps en la consecución de la libertad y el disfrute de derechos por parte de las mujeres.

En España, tomando como referencia todas estas reflexiones a nivel internacional sobre violencia de género, así como la visibilidad cada vez mayor a partir del año 2000 de las cifras de víctimas mortales, se aprobó por unanimidad de todos los grupos parlamentarios la Ley Orgánica 1/2004, del 28 de diciembre, de Medidas de Protección Integral contra la Violencia de Género. Solo a partir de esa ley se estableció un concepto de referencia unívoco de violencia contra las mujeres: en su artículo 1.1, se define la violencia de género...

... como manifestación de la discriminación, la situación de desigualdad y las relaciones de poder de los hombres sobre las mujeres, se ejerce sobre estas por parte de quienes sean o hayan sido sus cónyuges o de quienes estén o hayan estado ligados a ellas por relaciones similares de afectividad, aun sin convivencia, [...] y comprende todo acto de violencia física y psicológica, incluidas las agresiones a la libertad sexual, las amenazas, las coacciones o la privación arbitraria de libertad (BOE, 2004: 42168).

El problema de la Ley 1/2004 es que se circunscribe exclusivamente al ámbito sexoafectivo (pareja o expareja), por lo que no se atienden como casos de violencia de género la que puede sufrirse en otros contextos: en el trabajo, en los estudios, en el entorno sanitario, etc. E incluso dentro del ámbito sentimental de las víctimas, determinados casos no están considerados oficialmente como de violencia de género, lo que produce el desconocimiento de la prevalencia real de la muerte de mujeres tras el ataque de un agresor que es o ha sido su pareja. Aun así, las cifras siguen siendo escandalosamente altas (más de 1200 desde su entrada en vigor)[3].

Ahora, veinte después, se está realizando una revisión exhaustiva de los logros y los fallos de la ley. Los temas que aún quedan pendientes son: incidir sobre todo en los aspectos educativos como la base de la prevención, fijarse más en la violencia psicológica porque suele pasar más desapercibida, y coordinarse de manera óptima entre los distintos profesionales que tratan a las víctimas. En cualquier caso, en el año 2018 se propuso adaptar el Convenio de Estambul (ratificado por España en 2014) a la Ley 1/2004, pero de momento no se han realizado los cambios pertinentes. La supuesta modificación se centrará en una veintena de artículos, además de la introducción de cambios en el espíritu de la norma. Se quiere ampliar el concepto de violencia machista a los tipos de agresiones a las mujeres recogidos en dicho Convenio. Así, por fin se ampliará la inclusión de víctimas de violencia de género también a las sometidas a la esclavitud de la trata, la explotación, el acoso

---

[3] Además, esta ley hay que analizarla siempre en conjunto con la LO 3/2007, de 22 de marzo, para la igualdad efectiva de mujeres y hombres.

y la agresión sexual, así como aquellas que sufran mutilación genital y matrimonio y esterilizaciones forzosas. Esperemos que estos cambios se realicen algún día.

El reconocimiento legal de la violencia obstétrica

La violencia obstétrica podría encuadrarse en dos ámbitos: o como violencia de género, o como violencia contra los pacientes «en general», esto es, desde el enfoque del derecho a la salud como un derecho humano (Villaverde, 2006: 31-32). Entendemos que la violencia obstétrica es mala praxis médica unida a violencia de género por las razones expuestas anteriormente; además, los países que han legislado específicamente sobre violencia obstétrica la han encuadrado siempre en el marco de la violencia de género.

Así, podemos observar el caso pionero de Venezuela, cuya legislación ofrece respuesta a esta tristemente frecuente demanda. Según la Ley Orgánica venezolana sobre el derecho de las mujeres a una vida libre de violencia, se establece lo siguiente (Villegas Poljak, 2009):

> … *Se considerarán actos constitutivos de violencia obstétrica los ejecutados por el personal de salud, consistentes en: obstaculizar el apego precoz del niño o niña con su madre, sin causa médica justificada, negándole la posibilidad de cargarlo o cargarla y amamantarlo o amamantarla inmediatamente al nacer.*

> *En tales supuestos, el tribunal impondrá al responsable o la responsable, una multa de doscientas cincuenta (250 U.T.) a quinientas unidades tributarias (500 U.T.), debiendo remitir copia certificada de la sentencia condenatoria definitivamente firme al respectivo colegio profesional o institución gremial, a los fines del procedimiento disciplinario que corresponda…*

Igualmente, en otros países, como Argentina o México, la violencia obstétrica está claramente tipificada. En Argentina[4], mediante la Ley Nacional 25.929 de Parto Humanizado de 2004, y en México, mediante la modificación en 2014 de la Ley de Igualdad entre Hombres y Mujeres y la Ley de Derecho de la Mujer a una Vida Libre de Violencia.

En España, podemos encontrar las siguientes legislaciones:

1. La Constitución Española, en su artículo 43, apartado 1, dice que: «Se reconoce el derecho a la protección de la salud».

2. La Ley 41/2002 de 14 de noviembre, básica reguladora de la autonomía del paciente, expone cuáles son los derechos y obligaciones de los pacientes en materia de autonomía y en cuanto a la información y documentación clínica: toda actuación en el ámbito de la sanidad requiere el previo consentimiento de los pacientes, que pueden siempre negarse a los tratamientos. Los profesionales, por su parte, están obligados a prestar un servicio correcto, cumpliendo los deberes de información y documentación clínica y respetando siempre las decisiones de los pacientes. Pero proporcionar información implica hacerlo igualmente del modo más adecuado: si una mujer se encuentra en un momento de gran vulnerabilidad y necesitado de delicadeza como es un parto, se debe informar teniendo en cuenta dichas circunstancias. La información no es algo optativo, es un imperativo legal, ético y deontológico.

3. La Ley 14/1986, del 25 de abril, General de Sanidad (artículo 10.5) reconoce como un derecho del paciente el que se le dé la información en términos comprensibles, a él y a sus familiares o allegados, que dicha información

---

[4] En Argentina las leyes en esta cuestión al parecer no suelen ser muy efectivas, lo que ha llevado al Ministerio de Justicia a crear una página web solo para denunciar los casos de violencia obstétrica: https://www.argentina.gob.ar/justicia/violencia-de-genero-consavig/denuncia-de-la-violencia-obstetrica

sea completa y continuada, verbal y escrita, sobre su proceso, y que incluya el diagnóstico, el pronóstico y las alternativas de tratamiento.

4. En esa misma ley se explica, en el capítulo VI del Título I, cuáles serían las infracciones y sanciones en materia de sanidad. En el artículo 10.12 se reconoce el derecho de utilizar las vías de reclamación y de propuesta de sugerencias, así como el deber de las administraciones sanitarias de dar una respuesta por escrito en los plazos reglamentariamente establecidos. Pero se trata de un texto generalista que no especifica nada y que no tiene ninguna transversalidad de género incorporada.

5. Por último, la Ley 44/2003 del 21 de noviembre, de Ordenación de las Profesiones Sanitarias, regula los aspectos básicos de las profesiones sanitarias tituladas en lo que se refiere a su ejercicio por cuenta ajena, a la estructura general de la formación de los profesionales, al desarrollo profesional de estos y a su participación en la planificación y ordenación de dichas profesiones. Asimismo, establece los registros de profesionales que permitan hacer efectivo los derechos de los ciudadanos respecto a las prestaciones sanitarias y la adecuada planificación de los recursos humanos del sistema de salud. El incumplimiento de sus obligaciones remitirá igualmente al apartado de sanciones de la Ley General de Sanidad que hemos nombrado en el anterior párrafo.

Vemos cómo no existe en España ningún reconocimiento legal de la violencia obstétrica como tal[5], aunque en las diferentes legislaciones autonómicas podemos encontrar algunos aspectos concretos relativos a aspectos como la independencia de la madre o la defensa del proceso natural del parto. Por ejemplo, en Andalucía, en el decreto 101/95 se recogen derechos como

---

[5] En el verano del 2021, con motivo de la modificación de la Ley Orgánica 2/2010, de salud sexual y reproductiva, el Ministerio de Igualdad nos invitó a varias investigadoras sobre la temática a exponer por qué la violencia obstétrica debía estar incluida en esta legislación. Finalmente, y tras la fuerte presión de los colegios de médicos, no fue incluida.

la no medicalización del parto, el derecho al contacto piel con piel, al acompañamiento, etc. Otras comunidades cuentan con legislaciones o decretos similares.

¿Cómo pueden proceder las víctimas entonces? En la mayoría de los casos, únicamente puede hacerse uso de las hojas de reclamación o sugerencias de los propios centros hospitalarios, hojas con nulo poder sancionador y a veces ni siquiera los usuarios de estas reciben respuesta alguna.

Si se quiere denunciar por la vía legal, resultará extremadamente complejo, porque no existe ningún trasfondo legal y porque cuanto menor sea el daño (según criterios jurídicos), más complicado resultará demostrarlo. Cualquier paciente en general que denuncie a la justicia la mala praxis de un profesional de la medicina tendrá que sortear una larga serie de escollos, además de los costes económicos del litigio, la mayoría ni siquiera llegará a juicio. Así que únicamente los casos de violencia obstétrica de mayor gravedad tienen alguna oportunidad de conseguir alcanzar la vía judicial.

Por lo tanto, sería necesario que la legislación española tipifique la violencia obstétrica como un tipo de violencia de género, porque hoy por hoy, únicamente puede ponerse una reclamación que muchas veces no servirá de nada, amén de poder denunciar el caso en redes sociales, prensa y demás. Solo exigiendo que la violencia obstétrica deje de estar invisibilizada se podrá avanzar en la erradicación de esta lacra social.

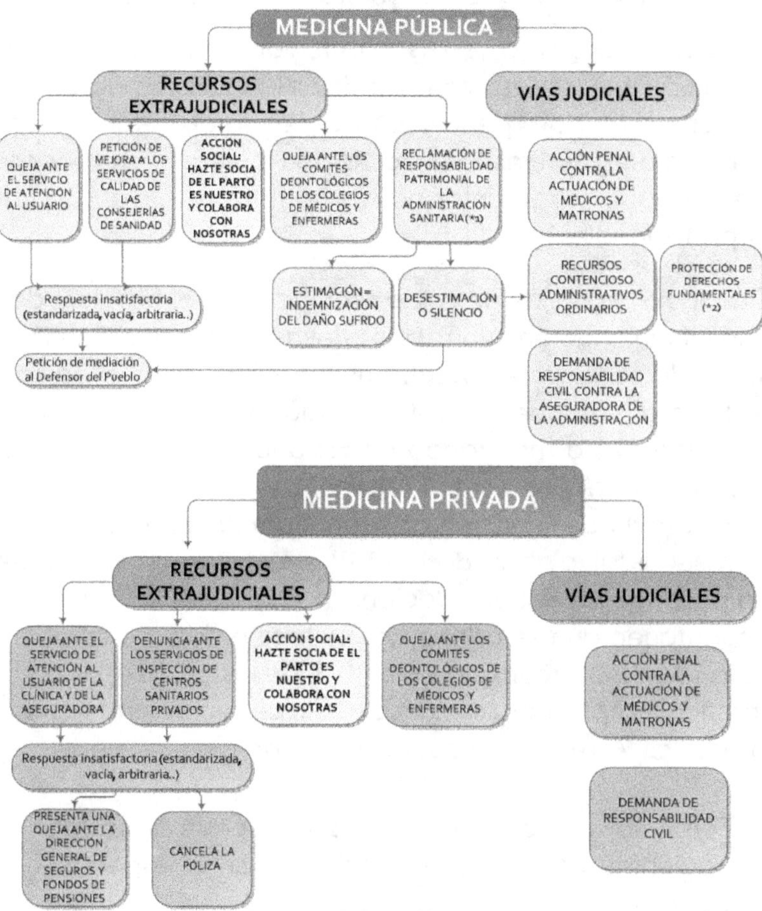

Figura 2. *Vías de reclamación frente a las malas prácticas en el parto propuestas por EPEN (fuente: El Parto es Nuestro).*

Activismo y asociaciones españolas

En España existen diversas asociaciones, que vamos a ver a continuación, cuya meta es reivindicar la inclusión de una legislación específica para penalizar la violencia obstétrica, así como fomentar la atención respetuosa con las mujeres y sus bebés mediante una labor, tanto informativa como formativa, para usuarias y profesionales.

Gracias a la presión de estas asociaciones, al reciclaje de profesionales teniendo en cuenta las nuevas evidencias científicas, al aumento de conocimiento entre usuarios del sistema de salud, y sobre todo al empoderamiento gradual de las mujeres, la atención sanitaria está mejorando en España, aunque aún le queda mucho camino por recorrer. El primer estudio sobre la evolución de la *Estrategia de Atención al Parto Normal* (de la que hablaremos en seguida), elaborado en 2011 y revisado en 2015, muestra que, a pesar de la recomendación, en el 53 % de los partos de inicio espontáneo aún se administra oxitocina durante la dilatación —algo que solo se aconseja en el 10 % de los casos—, y en el 42 % se practica la episiotomía, aunque solo se recomiende en el 15 % de los partos. Así, hay que seguir luchando por:

- Fomentar una buena comunicación entre profesionales y pacientes, basada en la igualdad y en el respeto.

- Normalizar la incorporación de los planes de parto como una práctica destinada a favorecer dicha comunicación.

- Realizar campañas de sensibilización social en favor de un parto más humanitario y sin ningún tipo de violencia.

- Abrir un diálogo constructivo entre los diversos colectivos, tanto de usuarias como de profesionales, para lograr alcanzar esa meta común: la mejora en las relaciones.

- Ofrecer propuestas de mejoras en la atención al parto en la línea de trabajo que se inició en 2007 con la formulación coparticipada de la *Estrategia de Atención al Parto Normal.*

- Incluir propuestas legislativas para penalizar la violencia obstétrica, como otros países ya han hecho (como Argentina o Venezuela, como ya hemos visto), tipificándola como un tipo de violencia de género que hay que erradicar.

Veamos cuáles son las asociaciones más importantes y qué modo de trabajar tienen.

El Parto Es Nuestro (http://www.elpartoesnuestro.es/)

Creada en 2003, es una asociación sin ánimo de lucro y la referencia indiscutible para apoyar e informar a las mujeres respecto al embarazo, parto y postparto. Su intención inicial fue proveer de apoyo psicológico a las víctimas de violencia obstétrica y partos traumáticos, aunque fue ampliando su cometido a la información, que es la base de todo: más vale prevenir que curar. Se trata de que se comprenda que el modelo actual de atención al parto no se sostiene, está desaconsejado por las principales organizaciones médicas como la OMS, y que en los países donde la atención al parto es mucho más respetuosa, los beneficios son mucho mayores a todos los niveles.

Además, EPEN ha colaborado en la redacción de la *Estrategia de Atención al Parto Normal*, guiándose siempre por la máxima de que los partos han de estar mínimamente intervenidos, que pertenecen a las parturientas y por lo tanto ellas son quienes deben decidir, y que se trata de actos sexuales, íntimos, y como tales han de ser respetados al máximo.

Organiza reuniones periódicas en distintos puntos de la geografía española, y se mantiene a base de donaciones y de las cuotas de sus socios/as, entre los cuales cuenta con usuarios/as y profesionales de todo el territorio. Contiene además un grupo específico llamado Apoyocesáreas para atender a las mujeres víctimas de cesáreas traumáticas y una web denominada episiotomia.info donde se informa de las consecuencias de la episiotomía, y otra llamada quenoosseparen.info, donde se informa del beneficio de la no-separación de la díada mamá-bebé en el postparto inmediato, amparado en artículos científicos. Por último, es responsable de la creación de un Observatorio de Violencia Obstétrica (noviembre de 2014), cuyo objetivo principal es recoger los casos de violencia obstétrica en España, realizar un informe anual sobre estos (el último informe es del 2017, referido al año 2016, y desde entonces no han vuelto a publicar ninguno), y ponerlos en conocimiento de las instituciones sanitarias, tanto nacionales como internacionales.

Dona Llum (http://www.donallum.org/)

La Associació Catalana per un Part Respectat Dona Llum tiene su sede en Cataluña, y está constituida por usuarios/as y profesionales del sistema de salud. Su objetivo principal es mejorar la atención a las mujeres en el embarazo, el parto y el postparto en todo el territorio catalán. Reivindica que los nacimientos son momentos cruciales y que por ello afectan a toda la sociedad, por lo que han de tratarse con un absoluto respeto. También ofrece apoyo psicológico a las mujeres que han pasado por partos traumáticos, así como apoyo jurídico para quienes quieran iniciar acciones judiciales por violencia obstétrica. Se trata de conseguir un cambio en la legislación actual y que la sanidad pública sea capaz de ponerse en materias de atención al embarazo y el parto en los mismos niveles que países europeos como Inglaterra, Holanda o Suecia.

Cuenta con diversos grupos de apoyo que realizan reuniones periódicas, organiza actividades formativas, charlas y debates, entre otras cosas. Es una asociación sin ánimo de lucro, constituida por personas voluntarias, y que se mantiene solo a base de donaciones y cuotas de las socias y socios.

Plataforma Pro Derechos del Nacimiento (http://pdn.pangea.org/)

Plataforma formada por diversas asociaciones, tanto de madres y padres como de profesionales y de centros de orientación infantil, que creen en una nueva cultura del nacimiento, para proporcionar a los bebés una mejor bienvenida a la vida.

Su objetivo principal es conseguir que en los hospitales se respeten las recomendaciones de la OMS, del Ministerio de Sanidad y de la propia SEGO. Varias comunidades (Andalucía, Cataluña, Extremadura, Galicia, País Vasco, Murcia...) ya han elaborado protocolos propios en relación al parto/nacimiento fisiológico, consciente, y respetando los derechos del bebé y la madre.

Asociación Nacer en Casa (http://www.nacerencasa.org/)

Asociación de profesionales que trabajan en favor de recuperar el nacimiento domiciliario como una alternativa segura y más respetuosa con los ritmos del parto. Desde 1988, su objetivo es dar a conocer el parto domiciliario como modelo asistencial válido, fomentando también el cuestionamiento del modelo asistencial imperante. Por lo tanto, se trata tanto de normalizar el parto domiciliario como de contribuir a mejorar las condiciones del parto hospitalario. En esta asociación se encuentra aproximadamente el 90 % de los y las profesionales de asistencia al parto domiciliario (ginecólogos/as, matronas).

Estrategias del activismo contra la violencia obstétrica

Actualmente, por medio de las asociaciones anteriormente descritas, y sobre todo gracias a las redes sociales, hay diversos frentes abiertos para luchar contra la violencia obstétrica. Veamos algunos de ellos:

- Del 19 al 25 de mayo se celebra a nivel internacional la semana mundial del parto respetado. Para ello, suelen organizarse marchas, mesas informativas y actividades lúdicas, para dar a conocer los beneficios del parto humanizado y la problemática del intervencionismo excesivo.

- Internet es la plataforma absoluta en la unión, cohesión e impulso de nuevas iniciativas por todo el mundo, campañas en las redes sociales, información a futuros padres, información a madres embarazadas, etc. Por ejemplo, tras la publicación de las polémicas viñetas de la SEGO en 2011 (estas se publicaban en la gaceta electrónica de la Sociedad Española de Ginecología y Obstetricia, y mostraban una imagen degradante de las mujeres)[6], se organizó por internet la llamada «revolución de las rosas», con la que se consiguió que dichas viñetas fueran retiradas.

- Existencia de grupos presenciales de apoyo al embarazo, parto, crianza y procesos traumáticos (grupos de duelo tras un aborto, grupos de víctimas de violencia obstétrica, etc.). Dichos grupos suelen ser gratuitos y abiertos a quienes estén interesados/as.

- Presión desde las asociaciones para conseguir cambios en las legislaciones relacionadas.

- Cambios laborales con la existencia de nuevas profesiones: doulas, salus, asesoras de lactancia, asesoras de porteo, etc... Dichas nuevas profesiones intentan llenar un hueco, cubrir varios ámbitos que están hoy por hoy bastante descuidados.

- Cursos de preparación al parto natural, enfocados a las mujeres como protagonistas y parte activa del parto en vez de como meros contenedores que solo han de recibir órdenes de los profesionales.

Prevención de la violencia obstétrica

Prevenir la violencia obstétrica pasa por que el personal sanitario, en primer lugar, se involucre, se comprometa y se eduque. En cualquier discriminación de género hace falta aún muchísima pedagogía para su total erradicación. Solo estableciendo una

---

[6]   https://www.elpartoesnuestro.es/sites/default/files/2011/09/recopilacic3b3n-de-las-vic3b1etas_1.pdf

relación de igual a igual entre médico/a y paciente, solo responsabilizándose la mujer gestante de su propia salud, solo exigiendo siempre información y participación en la toma de decisiones será posible un progreso real en esta materia. Humanizando la medicina, favoreciendo la escucha a los y las pacientes por parte del personal sanitario, esto no será ya algo tan lejano.

Y es que actualmente, aunque con lentitud, se avanza cada vez más en las labores de prevención de la violencia en general y de la obstétrica en particular. Así, podemos encontrar valiosos instrumentos que ayudarán a un mayor conocimiento y empoderamiento de las mujeres embarazadas.

Las recomendaciones de la OMS

Ya en 1985, la OMS (¡hace casi 40 años!) publicó unas recomendaciones (OMS, 1985: 436-437), que suelen llamarse *La declaración de Fortaleza*, con ocasión de una conferencia sobre la tecnología apropiada para el parto en Fortaleza (Brasil), con la asistencia de personal sanitario, sociólogos, psicólogos, economistas, administradores sanitarios y madres. Las recomendaciones se basan en el principio de que cada mujer tiene el derecho fundamental de recibir atención prenatal apropiada, que las mujeres tienen un papel central en todos los aspectos de dicha atención, y que los factores sociales, emocionales y psicológicos resultan decisivos.

Según dichas recomendaciones, las mujeres deben poder elegir, debe existir información pública sobre los hospitales y sus estadísticas, las matronas han de ser las encargadas de los partos eutócicos (normales, vaginales, fisiológicos), las cesáreas nunca deben superar el 10-15 %, y se insiste en la inconveniencia de rituales de medicalización sin justificación: enemas, rasurados, monitorización fetal, posición litotómica, episiotomías, inducciones, administración rutinaria de fármacos, ruptura artificial de membranas, etc. Debe fomentarse el contacto piel con piel y la no separación de la madre y el recién nacido, fomentando la lactancia materna.

Además, en 2018, la OMS publicó un documento llamado *Recomendaciones. Cuidados intraparto para una experiencia de parto positiva*, que ratifica el contenido de la *Declaración de Fortaleza* y de las guías que derivaron de esta, en el cual se añade toda la evidencia científica que ha ido apareciendo en los últimos treinta años, con el compromiso de actualizar el documento según vayan surgiendo nuevas evidencias. Incluye 56 recomendaciones sobre atención al parto, orientadas mayoritariamente a reducir al mínimo la intervención médica en partos de bajo riesgo y en los que no se presenten complicaciones, y con el propósito de que las madres puedan tomar decisiones sobre sus propios partos y conseguir así una experiencia más positiva.

Podemos ver un resumen de la guía en la siguiente figura.

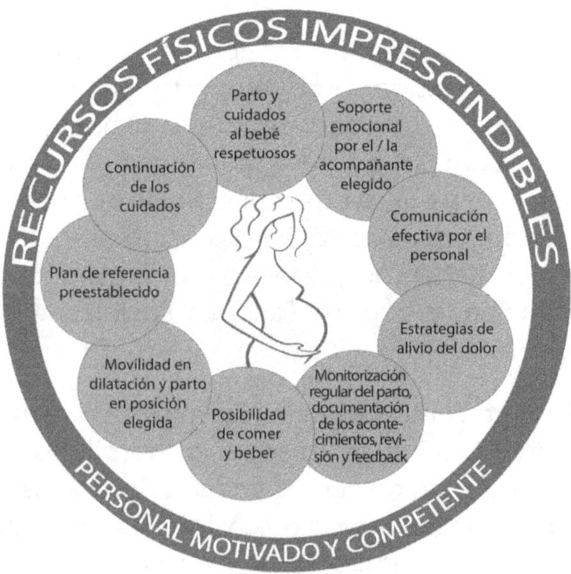

Figura 3. *Representación esquemática del modelo de cuidados de la OMS (OMS, 2018: 169).*

La Estrategia de Atención al Parto Normal (EAPN)

En 2008, el Ministerio de Sanidad, Servicios Sociales e Igualdad del gobierno de España publicó la denominada *Estrategia de Atención al Parto Normal*, que ya hemos mencionado, y que se ha convertido en la referencia de actuación en la materia para todo el territorio español. Su objetivo es la humanización del parto, para lo cual desea potenciar la atención al parto normal en el Sistema Nacional de Salud, mejorando la calidad asistencial y manteniendo los niveles de seguridad actuales como objetivo general, revisando las prácticas actuales y eliminando intervenciones que en ocasiones son innecesarias, como la episiotomía, el rasurado o el enema.

Las recomendaciones que se proponen en dicha *Estrategia* están basadas en las mejores evidencias científicas disponibles y resultan una buena herramienta para mejorar la atención, facilitar la participación de las mujeres en su parto y apoyar las iniciativas de mejora en los servicios obstétricos de los hospitales españoles. Además, y derivados de esta *Estrategia*, se han elaborado varios documentos, como: *Maternidad hospitalaria. Estándares y recomendaciones* (2009), *Guía de Práctica Clínica sobre la atención al parto normal* (2010), y la *Guía de práctica clínica de atención al embarazo y al puerperio* (2014).

Ley de Autonomía del Paciente. El consentimiento informado y el Plan de Parto

Podemos definir la autonomía como un modelo contrario al paternalismo, donde la o el paciente es capaz de tomar sus propias decisiones: «sobre sí mismo, sobre su propio cuerpo y espíritu, el individuo es soberano» (Mill, 1970: 66). Las mujeres embarazadas deberían gozar siempre de tres tipos de autonomía: decisoria, informativa y funcional.

La Ley de Autonomía del Paciente (BOE, 2002), que ya hemos mencionado más atrás, define el consentimiento informado como «la conformidad libre, voluntaria y consciente de un paciente, manifestada en el pleno uso de sus facultades después de recibir la información adecuada, para que tenga lugar una actuación que afecta a su salud». El consentimiento informado es pues el procedimiento médico formal destinado a aplicar el principio de autonomía del paciente (el derecho a ser reconocido como persona libre y dueña de tomar sus decisiones); por lo tanto, supone la obligación de respetar a los y las pacientes como individuos y hacer honor a sus preferencias en cuidados médicos. Un consentimiento informado debe explicar al detalle en qué consiste el procedimiento al que se va a someter la persona para que esta lo apruebe explícitamente, sin embargo, resulta frecuente en medicina que se realicen diagnósticos y terapias sin el uso de dicho consentimiento: según el último informe del Observatorio de Violencia Obstétrica de España, en poco más de la mitad de los casos (50,1 %) se actuó prescindiendo del consentimiento de las mujeres (OVO, 2017: 7). Que el/la paciente participe en las decisiones médicas debería ser algo que se diera absolutamente en todos los casos, lo cual no siempre sucede así. Además, un problema en los consentimientos informados de obstetricia es que en muchos de ellos no se explican correctamente los riesgos y/o efectos secundarios (por ejemplo, de una episiotomía), por lo que su finalidad de informar quedaría en entredicho.

En este sentido, la sentencia del 20 de octubre del 2009 del Tribunal Superior de Justicia de Madrid, Sala de lo Contencioso-administrativo, Sección 9ª, rec. 151/2006 (EPEN, 2011), negó validez a un documento de este tipo elaborado de forma estandarizada por la Sociedad Española de Ginecología y Obstetricia (SEGO). La reclamación tenía por motivo la asistencia que le fue prestada a la demandante con ocasión del parto de su segundo hijo y las posteriores complicaciones de la episiotomía que se le realizó. La sentencia dice así:

La demandante alega que el 12 de agosto de 2004 dio a luz a su segundo hijo en el Hospital Universitario Santa Cristina, donde fue asistida por la comadrona y se le realizó una episiotomía. Tras el parto comenzó a sentir dolor en la zona, por lo que acudió repetidas veces al hospital, a su centro de salud y al ginecólogo.

[...] Ninguna alusión se hace a la posible práctica de la episiotomía ni, por supuesto, a los eventuales riesgos que conlleva. [...] La necesidad de consentimiento informado está establecida en el art. 4.1 de la Ley 41/2002, de 14 de noviembre, básica reguladora de la autonomía del paciente y de derechos y obligaciones en materia de información y documentación clínica. Implica el derecho de los pacientes a conocer «con motivo de cualquier actuación en el ámbito de su salud, toda la información disponible sobre la misma», información que «comprende, como mínimo, la finalidad y la naturaleza de cada intervención, sus riesgos y sus consecuencias».

[...] Sin duda, el impreso que fue suscrito por la recurrente no obedecía a la finalidad que asignan al consentimiento informado tanto el Derecho positivo como la jurisprudencia [...].

Concurren, así pues, los requisitos necesarios para que surja la responsabilidad patrimonial de la Administración sanitaria por falta de consentimiento informado. [...] en consecuencia, condenamos a la Administración demandada a que indemnice a la recurrente en la cantidad de SEIS MIL EUROS (6.000 €).

En cuanto al Plan de Parto, se trata de un soporte documental que recoge la voluntad de la usuaria, pero esta vez respecto al parto en particular y a cómo debe de ser la actuación del personal sanitario en este. La gestante dice sí, no, o tal vez a las intervenciones más comunes en el embarazo: enema, rasurado, episiotomía, etc...

Según el artículo 26 de la Ley de Autonomía del Paciente (BOE, 2002) o LAP:

> *Todo profesional que interviene en la actividad asistencial está obligado no solo a la correcta prestación de sus técnicas, sino al cumplimiento de los deberes de información y de documentación clínica, y al respeto de las decisiones adoptadas libre y voluntariamente por el paciente.*

El modelo actual de atención al parto está superado y puede llegar a constituir un ámbito institucional de discriminación, violencia contra la mujer y privación de los derechos reconocidos en la Ley General de Sanidad y Ley 41/2002, básica reguladora de la autonomía del paciente.

Los hospitales iHan

IHan son las siglas de «Iniciativa para la Humanización de la Asistencia al Nacimiento y la Lactancia», una acreditación que en un primer momento se denominó «Iniciativa Hospital Amigo de los Niños»; fue lanzada por la OMS y Unicef, y debe renovarse cada poco tiempo. Actualmente solo 20 hospitales españoles poseen la acreditación, aunque hay más de 100 en las distintas fases para su obtención. Un hospital iHan debe ofrecer una asistencia al parto acorde con la Estrategia de Atención al Parto Normal del Sistema Nacional de Salud, es decir, en los partos hay que respetar continuamente el criterio de la parturienta, no realizar maniobras sin su consentimiento, permitirle adoptar las posturas que ella desee, respetar sus ritmos, minimizar el uso de instrumentos, y favorecer el contacto piel con piel desde un primer momento.

Guía de práctica clínica de atención en el embarazo y puerperio

El desaparecido Ministerio de Sanidad, Servicios Sociales e Igualdad publicó en 2014 la nueva *Guía de práctica clínica de atención en el embarazo y puerperio*. Su objetivo es sentar las bases de los protocolos hospitalarios para lograr que los partos sean cada vez menos invervencionistas, menos medicalizados y que la atención resulte más respetuosa. Para realizar la guía se ha utilizado la última evidencia científica de cada tema tratado y con ello se intentan aportar recomendaciones para que en la práctica clínica se vayan asumiendo, se utilicen cada vez más y, de ese modo, se logre dejar atrás la atención paternalista que ha reinado en décadas anteriores y las intervenciones rutinarias con escaso o nulo beneficio para la madre o el bebé. En cualquier caso, no dejan de ser recomendaciones, que los hospitales no están obligados a seguir más allá de su buena voluntad.

Observatorio de Salud de la Mujer

Por último, cabe destacar el trabajo del Ministerio de Igualdad, mediante el Observatorio de Salud de las Mujeres, donde se promueven las siguientes medidas respecto a la atención obstétrica:

- Iniciativas de atención humanizada que sigan las recomendaciones de la OMS y respeten la participación de las mujeres en sus propios partos, adecuando el entorno para que este sea no solo seguro sino también cómodo.

- Protocolos basados en la evidencia científica en la atención al embarazo, parto y puerperio, siempre en aras de disminuir las intervenciones innecesarias.

- Iniciativas de atención multicultural del embarazo, parto y puerperio.

- Iniciativas de promoción de la lactancia materna respetando la decisión de las madres y ofreciendo siempre información actualizada.

Brechas entre las normas y su puesta en práctica

Como hemos visto, en España supuestamente la violencia obstétrica, a pesar de no tener una legislación específica para impedirla, sí cuenta con diferentes normas y estrategias que deberían contribuir a disminuir notablemente el número de casos:

- La legislación existente en materia de igualdad y de prevención de la violencia de género.

- Las recomendaciones de la OMS.

- La Declaración Universal de Derechos Humanos (ver punto siguiente).

- La Ley de Autonomía del Paciente.

- El Consentimiento Informado y el Plan de Parto.

- La *Estrategia de Atención al Parto Normal*.

- Los Hospitales iHan.

- Los distintos protocolos y recomendaciones en pos de un parto más respetado que pueden darse a nivel individual en los hospitales, o en legislaciones autonómicas específicas.

Sin embargo, ¿cómo puede ser que sigamos teniendo una de las tasas más altas de cesáreas de toda Europa? (Euro-Peristat, 2010: 80) ¿Cómo puede ser que se rechace toda la evidencia científica disponible, que demuestra lo importante que es el modo de nacer en un gran número de factores de salud posteriores? ¿Cómo pueden negarse sistemáticamente las advertencias que la OMS lleva años haciendo? ¿Cómo puede ser que nadie detenga esta barbarie?

VIOLENCIA OBSTÉTRICA Y DERECHOS HUMANOS

Al igual que la violencia de género es un problema de derechos humanos (CEPAL, 1996), con la violencia obstétrica sucede lo mismo. Hace más de treinta años que se vienen realizando conferencias internacionales sobre derechos humanos que alertan de la importancia del respeto a los derechos sexuales y reproductivos, desde las primeras: Convención Sobre la Eliminación de Todas las Formas de Discriminación Contra la Mujer (1979), Declaración de Naciones Unidas sobre la Eliminación de la Violencia contra la Mujer (1993), Cuarta Conferencia Mundial sobre la Mujer (1995), Convención Interamericana para Prevenir, Sancionar y Erradicar la Violencia contra las Mujeres (1996), etc. Se define la salud sexual y reproductiva como una parte inalienable, integral e indivisible de los derechos humanos universales. Aun así, se siguen violando sistemáticamente los derechos humanos en general y los derechos de las mujeres en particular.

En la IV Conferencia Mundial sobre las Mujeres en Pekín, en 1995, de las Naciones Unidas, se definió la salud sexual y reproductiva como «la capacidad de disfrutar de una vida sexual satisfactoria y sin riesgos, la capacidad de reproducirse, y la libertad para decidir hacerlo o no hacerlo, cuándo y con qué frecuencia» (ONU, 1993). Sin embargo, en la mayoría de los países del mundo, las mujeres no tienen capacidad de decisión sobre cuándo quieren quedarse embarazadas, cuándo y bajo qué condiciones desean mantener relaciones sexuales e, incluso, cuándo asistir a los servicios sanitarios.

Según el artículo 8 de la Convención Europea sobre Derechos Humanos (ONU, 1948):

1. Todas las personas tienen derecho a que se respete su vida privada y familiar, su hogar y su correspondencia.

2. Ninguna autoridad pública (hospital, autoridad sanitaria...) podrá interferir en el ejercicio de este derecho, excepto en los casos en que, de acuerdo con la ley y en una sociedad democrática, sea necesario para la seguridad nacional, el orden público o el bienestar económico del país, la prevención de disturbios o delitos, la protección de la salud o la moral, o para la protección de los derechos y libertades de otras personas.

Sin embargo, existen hospitales que violan sistemáticamente este derecho exponiendo innecesariamente el cuerpo de las mujeres, obviando su derecho a la intimidad, e impidiéndoles decidir sobre su cuerpo: «Me metieron mano más o menos 13 estudiantes... me tapaba la cara con la sábana para que no me miraran» (INSGENAR, 2003: 20). O como me comentaba *Txu*:

> *Me voy a atrever a decir la palabra «violada», o sea, violada en cuanto a mis derechos, en cuanto a mis necesidades, en cuanto a las necesidades de mi crío y también de mi pareja, porque esto... sí, es a la mujer, evidentemente, a quien le están haciendo este daño, pero al final esto es un puzle y una pieza de dominó que empieza a repercutir a todos, y tenía tanto miedo a que fuese mal.*

Y eso que el artículo 3 de la CEDH dice que «nadie será sometido a torturas ni a penas o tratos crueles, inhumanos o degradantes» (ONU, 1948).

Si analizamos cualquier situación de violencia obstétrica, veremos cómo se vulneran varios derechos. La administración de medicamentos en contra de la voluntad de los/las pacientes o llevar a cabo tratamientos médicos sin el consentimiento expreso de estos interfiere con el derecho a la vida privada. Por tanto, debe estar basado en una ley y ser absolutamente necesario, en una sociedad democrática, para que se pueda justificar. Es por ello urgente que los sistemas de salud revisen sus protocolos en estas materias, garantizando de este modo el derecho de las mujeres a tener toda la información relacionada con su atención obstétrica, y a decidir sobre los procedimientos empleados en esta. Los distintos Estados deberían seguir el ejemplo legislador de Argentina, México o Venezuela, mediante la implantación de políticas y programas que mejoren la atención a la salud de las mujeres en general y que penalicen la violencia obstétrica en particular, puesto que esta constituye una violación flagrante de los derechos humanos[7].

LA VIOLENCIA OBSTÉTRICA COMO FORMA DE CONTROL SOCIAL

La violencia obstétrica, en tanto que violencia de género, es una forma de control social: sigue el patrón de subordinación de las mujeres y de dominación de lo masculino, en paralelo con el patrón de subordinación del paciente y de dominación del profesional de la salud. Hay, por lo tanto, una doble dominación y una doble subordinación, con lo que las mujeres se encuentran doblemente desprotegidas[8].

En el siguiente capítulo, destinado a contextualizar la salud de las mujeres, vamos a analizar cómo, desde los inicios de la medicina moderna, existe una idea latente de que la fecundidad y la maternidad constituyen etapas vitales en las mujeres, que deben pasar irremediablemente por la sumisión al orden médico establecido, que ha desarrollado toda una maquinaria destinada a regular y controlar los cuerpos femeninos. Los profesionales de la salud, así, están socialmente legitimados para controlar y doblegar la voluntad de las parturientas, de manera simbólica, psicológica y física. Porque si las mujeres desearan recuperar el control de sus propios cuerpos, de sus propias sen-

---

[7] De hecho, ya se han llevado varias denuncias españolas de violencia obstétrica ante la Comisión de Derechos Humanos de la ONU: *https://www.eldiario.es/sociedad/violencia-obstetrica_1_1793758.html*. Expertos de la ONU dicen que «España necesita combatir la violencia obstétrica»: *https://www.ohchr.org/SP/NewsEvents/Pages/DisplayNews.aspx?NewsID=25688&LangID=S*. Ver también *https://www.franciscafernandezguillen.com/wp-content/uploads/2023/03/DECISION-CEDAW-C-84-D-154-2020-NOT.10-3-2023.pdf*

[8] Recordemos el concepto de interseccionalidad: las mujeres, además, pobres, o muy jóvenes, o de determinadas razas, lo tendrán algo más difícil según se vayan añadiendo «elementos de desprotección».

saciones, se llevaría a cabo un auténtico choque de intereses, ya que el empoderamiento incomoda profundamente a los protocolos establecidos y hace que se tambaleen los cimientos mismos del poder biomédico.

Los estereotipos de género están fuertemente arraigados en la medicina en general y en la práctica de la obstetricia en particular: la maternidad como única misión en la vida para las mujeres es una idea aún latente, todavía en la base social. El arquetipo —originado en las concepciones y representaciones culturales en torno a las mujeres y a su sexualidad— de la madre abnegada, sacrificada, que tiene que pagar con un parto doloroso el haber podido disfrutar del placer sexual, está irremediablemente presente en el inconsciente colectivo. Y esto podemos verlo en frases que el personal médico pronuncia durante el parto, como a una mujer mexicana, a quien se le dijo que «bien que cuando cogiste no gritabas; te gustó lo dulce, ahora aguántate lo amargo» (INSGENAR 2003: 27), que es exactamente lo mismo que le dijeron a *Maicha* en un momento de dolor: «caraaaio, cuando lo hacías no te dolía, no te quejabas tanto, eeeh»... o a una mujer a quien le practicaron una inadecuada sutura tras el parto, «empequeñeciendo artificialmente la abertura vaginal, cosiendo de más para "dejarme virgen", como explicó la ginecóloga a mi marido con un guiño» (Fernández Guillén, 2003), lo que le provocó mucho dolor posterior en sus relaciones sexuales durante bastante tiempo[9].

La antropóloga Brigitte Jordan (1997) ha realizado investigaciones sobre partos hospitalarios en EE.UU., y en estos ha podido observar cómo se ignora lo que mayoría de mujeres afirma sobre lo que sucede en sus cuerpos hasta que lo corroboran los especialistas, como veremos más adelante. El conocimiento autorizado sería el de los profesionales de la salud, no así el de la parturienta. Lo mismo sucede con las máquinas

---

[9] Esto es lo que se denomina el «punto para el marido», y resulta una práctica bastante más habitual de lo que cabría suponer, se trata de «un punto de sutura extra que se da durante el proceso de "reparación" de una episiotomía o un desgarro producido en un parto vaginal, supuestamente para estrechar la vagina y así aumentar el placer de una pareja sexual varón» (Murphy, 2018).

como los ecógrafos, que explican lo que sucede en los cuerpos de las mujeres sin que estas tengan ya que decir nada, como si se tratara de meros contenedores cuyas sensaciones no tuvieran el menor interés. La máquina controla, domina, al cuerpo.

El control social sobre las mujeres es el control sobre su sexualidad misma, que podemos observar en los medios de comunicación, en las instituciones educativas, en cualquier vehículo transmisor de valores culturales y sociales donde los estereotipos de género estén en la base. Se trata de que las mujeres interioricen las normas sociales y los valores dominantes desde su más tierna infancia, así como las consecuencias de salirse de dichas normas, lo que conllevaría la represión y el castigo: «esa, como siga gritando, se va a ganar una cesárea» (Fernández Guillén, 2003). Es evidente que la vida sexual de las mujeres está en la base misma de su reputación: una mujer con una vida sexual activa es tachada de prostituta, de «ligera», mientras que un hombre sexualmente activo es exitoso, atractivo y deseable. En este contexto, aplastar la sexualidad femenina en todos sus ámbitos (y el embarazo y el parto forman parte también de dicha sexualidad, no lo olvidemos) resulta un mandato invisible del patriarcado. Una manera de perpetuar los estereotipos de género y de conservar la posición privilegiada masculina.

La violencia obstétrica es una forma de control social porque legitima la pasividad de las mujeres, porque no es ajena a la estructura patriarcal donde dicha pasividad es lo esperable, porque no informa sobre las prácticas que realiza en los cuerpos (¿para qué hay que informar a un ente pasivo y que no ha de decidir jamás?), porque la evidencia científica más actualizada desaconseja prácticas –como la episiotomía rutinaria– que siguen usándose una y otra vez en protocolos hospitalarios que no se mueven ni un ápice durante décadas. Porque el maltrato y la humillación en los entornos institucionales están tan sumamente normalizados que constituyen el pan de cada día. Porque resulta una poderosa herramienta para lograr la sumisión de un modo a veces tremendamente sutil.

Identificar la violencia invisible (y que por ende está normalizada, como sucede con la violencia obstétrica) no es sencillo, ya que por definición no siempre deja marcas visibles (la humillación, las vejaciones, siguen siendo la parte más común del maltrato hospitalario a las gestantes, lo cual es complejísimo de demostrar), pero además se ejerce bajo el amparo del Estado y las instituciones y por ello está socialmente aceptada. Así, visibilizar este tipo de violencias resulta muy complicado, porque supone toparse con el entramado social, que de base no quiere ver nada de esto, porque no le conviene. En 2014 la OMS publicó una declaración denunciando que el maltrato y la falta de respeto en los partos son constantes, y promoviendo la implantación de controles de calidad en los centros sanitarios, así como animando a las mujeres que hayan sufrido mala praxis a denunciarla. Pero la OMS lleva más de treinta años, en realidad, reclamando cambios en torno al tratamiento de los nacimientos hospitalarios... y los protocolos sanitarios otros tantos ignorándolos.

El patriarcado busca, promueve, las diferencias entre hombres y mujeres, y esto está en la base misma de la estructura de la sociedad, con lo que podremos encontrar estereotipos de género en todos los ámbitos: jurídicos, políticos, institucionales, etc. El control social, la jerarquía, la opresión y la dominación se ejercen de todos los modos habidos y por haber, tanto visibles como invisibles, tanto físicos como psicológicos, tanto sexuales como simbólicos. Desvaloriza e intimida a las mujeres, que se ven relegadas a meros contenedores de bebés, a meros cuerpos, a meros úteros, que pierden su confianza, que se sienten finalmente incapaces de luchar contra una enorme maquinaria que las supera.

Violencia obstétrica en épocas del COVID

Un ejemplo de la estrategia del miedo es la aún reciente pandemia del Covid-19, cuatro años atrás en el momento de escribir estas líneas. Así, se ha observado su uso para infundir miedo en las madres e instaurar aún más protocolos sin respaldo científico:

El escenario tras el coronavirus nos recuerda la fragilidad de los avances en los derechos de estos grupos. En lugar de ser una respuesta efectiva a COVID-19, estas prácticas dañinas son una violación de los derechos humanos de las mujeres y una manifestación encubierta de discriminación estructural de género. La reacción actual en los derechos humanos de las mujeres durante el parto durante esta pandemia es un ejemplo perfecto de cuán poco se requiere para que los sistemas de salud infrinjan los derechos de las madres y sus bebés (Sadler, Leiva y Olza: 2020).

En el mes de julio de 2020, se presentaron los resultados de una investigación mundial sobre la atención a las mujeres en el parto durante la pandemia (openDemocracy, 2020), mostrándose violaciones «estremecedoras» e «innecesarias» de las directrices de la OMS de protección a las madres y sus bebés durante la pandemia.

Lectura foucaltiana de la violencia obstétrica: el hospital como prisión

Aunque vamos a mencionar a Foucault brevemente, porque su impresionante obra excede el propósito de este trabajo, sí creemos conveniente ofrecer unas breves pinceladas de algunos de sus conceptos que pueden leerse dentro de los mecanismos del control social en general y de la violencia obstétrica y el tratamiento hospitalario en particular.

En el primer volumen de su *Historia de la sexualidad*, Foucault explica cómo en Occidente a finales del siglo XVIII se introdujo un nuevo dispositivo de control que, por medio de una tecnología del sexo, actuara sobre la constitución de los cuerpos como objetos de saber y como elementos en las relaciones de poder. Para ello, distingue entre cuatro conjuntos estratégicos (la histerización del cuerpo de la mujer, la pedagogización del sexo del niño, la socialización de las conductas de reproducción y la psiquiatrización del placer perverso), mediante los cuales se regularía un cuerpo normalizado:

> *Por mediación de la medicina, la pedagogía y la economía, hizo del sexo no solo un asunto laico, sino un asunto de Estado; aún más: un asunto en el cual todo el cuerpo social, y casi cada uno de sus individuos, era instado a vigilarse* (Foucault, 1977: 141).

Así, Foucault resulta muy interesante en este contexto porque es uno de los mayores responsables del estudio social del cuerpo mediante su análisis del biopoder, de las relaciones entre poder y conocimiento, y de los cambios sociales en cuanto a las políticas sobre los cuerpos. Ha proporcionado «una brillante explicación de cómo lo corporal ha sido procesado social y políticamente en diferentes contextos y, también, sobre cómo esto ha permitido a los sujetos resistir desde sus propios cuerpos» (Esteban, 2013: 24).

En el siglo XIX y sobre todo el XX, cambiaría el panorama, y las estrategias para dominar y someter el cuerpo pasarían ahora por la vigilancia, los exámenes médicos o la psicología. Se trataría de controlar socialmente los cuerpos mediante la práctica médica o los tests psicológicos. Así, Foucault define los dispositivos de control social como redes compuestas de multiplicidad de elementos, como discursos, leyes, reglamentos, enunciados científicos, proposiciones filosóficas y morales, instituciones o instalaciones arquitectónicas, entre otras. Y aquí entra en juego el concepto de biopoder, que se refiere a la práctica de los estados modernos de «explotar numerosas y diversas técnicas para subyugar los cuerpos y controlar la población» (Foucault, 1977: 86). Los dispositivos inscriben en el cuerpo de los sujetos «un conjunto de praxis, saberes, instituciones, cuyo objetivo consiste en administrar, gobernar, orientar, dar un sentido que se supone útil a los comportamientos, gestos y pensamientos de los individuos» (García Fanlo, 2011: 1-2). La medicina dota al individuo de estrictas normas corporales, de un modo de actuar y obedecer, garantizando de ese modo el control social. La disciplina, según Foucault, rechaza todo lo que salga de la norma: «La disciplina es una técnica de ejercicio de poder que no fue totalmente inventada sino elaborada en sus principios fundamentales durante el siglo XVIII» (Foucault 1998: 162). Y además:

> *Ha habido, en el curso de la edad clásica, todo un descubrimiento del cuerpo como objeto y blanco de poder. Podrían encontrarse fácilmente signos de esta gran atención dedicada entonces al cuerpo, al cuerpo que se manipula, al que se da forma, que se educa, que obedece, que responde, que se vuelve hábil o cuyas fuerzas se multiplican* (Foucault 1998: 140).

Para Foucault, la medicina no es un campo de conocimiento puro y universal, sino que se encuentra condicionada por el momento histórico, y los sistemas político-económicos en los que se halla inscrita. Si en Occidente la medicina aparece como la profesión portadora de la verdad, sus profesionales serán los emisarios de estas, y por ello serán los encargados de definir qué es enfermedad y qué es salud, qué es lo normal y qué no. Es decir, qué individuos son aptos y cuáles no lo son.

Dentro de este contexto, la biomedicina explicitaría que solo la asistencia a los partos meramente hospitalaria, instrumentalizada, así como el tratamiento del embarazo y parto como un momento patológico de la sexualidad femenina, sería lícita, y que solo las parturientas que se sometieran a esa disciplina resultarían, por lo tanto, aptas. El cuerpo es el locus a través del cual se ejercen las relaciones de poder: «El cuerpo es aquello que es significado por los discursos biológico, fisiológico, médico y demográfico, es, pues, un concepto, el cual es el efecto del saber/poder» (Foucault, 2003: 121).

Para la investigadora Gabriela Arguedas Ramírez, la violencia obstétrica es «un mecanismo de control y opresión, derivado del ejercicio de este tipo específico de poder» y está basada en «[...] una forma de poder disciplinario [...] que produce cuerpos sexuados y dóciles» (Arguedas Ramírez, 2014: 157). Así, el poder obstétrico sería el marco de comprensión de la violencia obstétrica. El biopoder puede controlar aspectos como los hábitos de salud y los parámetros de bienestar de las poblaciones, sus prácticas reproductivas o sexuales, entre otros. En este contexto, los hospitales no serían, por lo tanto, sino «instituciones disciplinarias» para administrar el biopoder (Foucault, 1977).

Podemos encontrar discursos similares respecto a los hospitales en otras fuentes, como en el antropólogo Richard Grossinger (1990: 28), que describe a estos como una institución que ve a los pacientes en tanto que medios de obtener beneficios, lo mismo que sucede en la cárcel, el colegio, las fábricas o los hoteles.

También, Georgopoulos y Mann (1979: 298) opinan que la estructura autoritaria de un hospital «se manifiesta en patrones relativamente agudos de dominación-subordinación, en expectativas de disciplina y obediencia estrictas, y en diferencias perceptibles de estatus entre miembros organizativos» (traducción propia).

Por lo tanto, el ejercicio del poder de manos de la medicina hegemónica en las prácticas obstétricas puede definirse como «colonizadora» (Ehrenreich, 1993), en tanto ocupa, define y etiqueta los cuerpos dentro de un paradigma médico patologizador y fuertemente tecnológico. Los hospitales son lugares con sus propios rituales hospitalarios, así que pueden considerarse como catedrales con una liturgia, un lenguaje, unos ritos propios.

En cualquier caso, símbolos aparte, vemos cómo podemos definir el hospital como un lugar destinado a ejercer una coacción, un control, una diferenciación de lo que está bien y lo que está mal, y cómo la biomedicina es la mano ejecutante del biopoder. Dentro específicamente de la práctica obstétrica, mientras esta se erija como guardiana, reguladora y normalizadora de la medicina femenina, cumplirá con su papel de vigilancia y de sumisión de las mujeres, mediante la puesta en práctica de diversas acciones violentas: desde los exámenes médicos en el embarazo hasta los tactos sin consentir o las maniobras que, como la de Kristeller, residen en un vacío legal. Porque el biopoder, en su forma disciplinaria, queda difuminado, se ejerce de manera anónima, difusa, y eso lo normaliza. Y la violencia más peligrosa es precisamente la que está normalizada.

CAPÍTULO II. UNA APROXIMACIÓN HISTÓRICA A LAS INTERVENCIONES OBSTÉTRICAS

No me hizo efecto la epidural y cuando me rajaron, o sea, no noté cómo me rajaron, noté el dolor de cómo me rajaban, entonces pegué un grito... y me durmieron.

(«Kalí», madre de dos hijos).

En este segundo capítulo vamos a adentrarnos en la contextualización histórica de la medicalización femenina, de la obstetricia y de la violencia obstétrica. Para ello, procederemos a analizar cómo dentro de Europa la obstetricia cambió de las manos de las comadronas a las manos de los obstetras y cómo los partos pasaron de realizarse en los hogares para llevarse a cabo sistemáticamente en los hospitales. Después veremos cómo la medicina hegemónica y el género interactúan constantemente, y por ello dista mucho de ser la ciencia objetiva que pretende. Además, vamos a conocer las razones de la asistencia al parto: ¿por qué las restantes hembras mamíferas pueden parir solas pero no así las humanas?

LA MEDICALIZACIÓN DE LA SALUD FEMENINA A LO LARGO DE LA HISTORIA

Los partos hasta el siglo XVI: misterio femenino, curanderas y comadronas

Uno de los saberes femeninos por antonomasia, considerado un misterio para los varones, era tradicionalmente todo lo relativo al embarazo y el parto: los médicos poseían escaso interés en las enfermedades «de mujeres» ni en cómo estas daban a luz. Por ello, esto quedaba en manos de comadronas expertas que acudían para ayudar a las madres en esos momentos, transmitiendo sus conocimientos a nuevas parteras para que ese saber no se perdiera; al contrario, este se fue perfeccionando según aprendían más de fisiología femenina. Parece bastante probable que, como veremos más adelante, las mujeres siempre fueran ayudadas por otras mujeres en los delicados momentos del parto.

La palabra «comadrona» proviene de «co-madre», *en el mismo nivel que la madre*, mientras que la palabra «matrona» tiene connotaciones de autoridad, ya que se trataba del ideal de mujer perfecta en la antigua Roma, en tanto que «un modelo de mujer cuyo comportamiento, en todos los aspectos de la vida, era irreprochable» (Alberola, 2016): durante la época clásica, tanto en Grecia como en Roma, las parteras tenían mucho prestigio social y eran honradas por el pueblo.

Pero en la Europa occidental antes de la Edad Media, las comadronas pertenecían casi todas a un estatus más modesto, salvo las que atendían a la nobleza. Aun así, al igual que sucedía con las curanderas, las adivinas o las herbolarias, transmitían un conocimiento empírico de generación en generación y eran muy apreciadas por las comunidades cuyos problemas cotidianos atendían (García Martínez, 1996).

En cualquier caso, en dicha época tanto las damas de alta alcurnia como las más modestas requerían de la atención de una comadrona, como puede apreciarse en la iconografía medieval, que posee abundantes escenas de partos. En la España del siglo XV, las parteras ejercían un oficio importante, reconocido por la legislación: en 1434 las Cortes de Zamora, y en 1448 las Ordenanzas de Madrigal, permitieron el ejercicio de la matronería a aquellas que demostraban conocimientos y experiencia probada. Se sabe, por ejemplo, que en 1427 doña María de Castilla, esposa de Alfonso V el Magnánimo, pidió que acudiera una comadrona llamada María Oto (Ibíd., 1996). También se relata que en marzo de 1452 el Rey Juan II hizo traer a la prestigiosa comadrona llamada «la Herradera» para el nacimiento de Fernando II de Aragón, conocido como «el Católico». En 1498 los Reyes Católicos promulgaron una Pragmática sobre el arte u oficio de partear. Pese a este reconocimiento legal y social, era una profesión mal remunerada ya que se las retribuía según la categoría de la parturienta, y la mayoría de la población era pobre.

A pesar de la legalización de la profesión de comadrona, en el siglo XVI varios médicos varones comienzan a interesarse por la obstetricia[10] y a escribir tratados sobre esta, en un primer momento destinados a las comadronas, para finalmente decidir que ese no debía ser su cometido, desplazando cada vez más a estas profesionales. A la par se lleva a cabo, en el período de crisis de los siglos XIV al XVII —época de transición del feudalismo al capitalismo—, lo que se denomina la «caza de brujas», origen del control social sobre el cuerpo de las mujeres. Porque la caza de brujas es un eufemismo gigantesco para referirse a la apropiación y privatización de recursos comunes (a lo que las mujeres se opusieron con gran fiereza), por un lado, y a la apropiación de los cuerpos femeninos y de su trabajo, por otro: la primera máquina desarrollada y apropiada por el capitalismo fue el cuerpo humano.

Aunque existen conflictos, tensiones, competencias y desarticulaciones permanentes entre biomedicina (modelo médico hegemónico, en términos de Menéndez, como veremos más adelante) y medicina «del pueblo», en el inconsciente colectivo aparece esta primera como la que se impuso por superioridad técnica y científica. La antropóloga Sherry Ortner (1974) explica que la destrucción de lo femenino (es decir, según expone, el paso de ser consideradas diosas a seres inferiores por

---

[10] Las raíces del rechazo a las mujeres son mucho más antiguas que la propia ciencia médica. Se encuentran en el patriarcado mismo y en la iglesia como principal propagadora de los ideales de rechazo hacia todo lo femenino. Los estereotipos han ido variando de un modo oportunista según les conviniera a los varones dominantes de cada momento: en la Edad Media eran acusadas de brujería y de ejercer un saber empírico, pragmático e inmoral, pero en el siglo XIX se pasó a decir que las mujeres no estaban naturalmente capacitadas para un saber racional, lógico, objetivo y neutral como el médico. Es decir, a partir de entonces, estaban «por naturaleza» capacitadas para ejercer como sanitarias, pero única y exclusivamente como enfermeras, esto es, solo valían en tanto que «cuidadoras», y siempre al servicio de los médicos. Solo podían, por lo tanto, acceder a profesiones sanitarias cuando ejercieran bajo las órdenes de los varones.

el patriarcado) es porque los hombres se asocian a la cultura y las mujeres a la naturaleza, y además según ella todos los seres humanos quieren dominar la naturaleza[11].

Cuando los varones médicos desplazaron a las mujeres (curanderas, brujas, sanadoras, etc.) de la medicina en general y de la obstetricia en particular, podría parecer que esto se realizó en aras de una práctica más científica y objetiva, cuando nada más lejos. Porque las curanderas habían acumulado años de práctica empírica que los médicos despreciaban. El monopolio político y económico de la medicina no fue más que una imposición de la clase dominante, puesto que únicamente los varones de las clases sociales altas podían dedicarse al estudio de la medicina, hecho que duraba entre algunos meses y dos años y cuyos estudios jamás se completaban con una praxis como tal, siendo todo absolutamente teórico. La medicina y la cirugía resultaban cosas muy diferentes; de hecho, la cirugía muchas veces la ejercía el barbero del pueblo. Separar a las mujeres de la práctica de la medicina fue una maniobra política por cuestiones de género y clase: la mayoría de las curanderas eran mujeres humildes que habían aprendido todo empíricamente, como ya hemos dicho.

La represión de las sanadoras marca una de las primeras etapas en la lucha de los hombres para eliminar a las mujeres de la práctica de la medicina: la caza de brujas ahondó las divisiones entre mujeres y hombres, fue una iniciativa política de gran importancia, un ataque a la resistencia que las mujeres opusieron a la difusión de las relaciones capitalistas y al poder que habían obtenido en virtud de su sexualidad, su control sobre la reproducción y su capacidad de curar. Porque estas planteaban un desafío absoluto a las estructuras ocultas de poder, de dominación y explotación. En efecto, más del 80 % de las personas juzgadas y ejecutadas en Europa en los siglos XVI y XVII por el crimen de brujería fueron mujeres (Fajardo, 1977:

[11] Cabe destacar, de todas formas, que la dualidad naturaleza/cultura es una construcción occidental que no se registra en otras sociedades y culturas, tal como lo demuestran Descola y Pálsson (2001: 11).

60). En menos de dos siglos cientos de miles de mujeres fueron quemadas, colgadas y torturadas (y las campañas de caza de brujas estaban organizadas y costeadas tanto por la Iglesia como por el Estado, no se trataba de linchamientos populares sino de leyes, siempre al servicio de la clase dominante).

Y es que «las brujas» representaban una amenaza política, religiosa y sexual. Política porque eran acusadas de actuar en «sociedades secretas» (en realidad, las mujeres campesinas encabezaron un gran número de revueltas sociales). Religiosa porque no aceptaban someterse a una supuesta ciencia teórica que, con el visto bueno de Dios, las excluía sistemáticamente (las curanderas aparecerían como una interferencia perversa contra la voluntad divina, porque solo los curas y médicos podían actuar con el beneplácito de Dios, aunque en la mayoría de los pueblos solo las curanderas ofrecían asistencia médica real). Y sexual porque eran mujeres que no se avergonzaban de serlo. Y este es el punto más importante: todo el poder de las supuestas brujas radicaba, en realidad, en su sexualidad. El odio y el miedo hacia las mujeres resultaban tan enormes que los sacerdotes quizás proyectaban en ellas su propia lujuria insatisfecha. Su delito consistía únicamente en ser mujeres y en ayudar a mujeres. Es decir, no es que fueran incompetentes, es que, sencillamente, eran mujeres.

Silvia Federici (2010) habla de esta devaluación de la posición social de las mujeres con el advenimiento del capitalismo: en Calibán y la bruja expone como tesis principal la relación entre la caza de brujas y el desarrollo contemporáneo de una nueva división sexual del trabajo que confinaba a las mujeres al trabajo reproductivo; la caza de brujas no fue sino el eje central de la acumulación y la formación del proletariado moderno. Dirá que:

> *Existe un acuerdo generalizado sobre el hecho de que la caza de brujas trató de destruir el control que las mujeres habían ejercido sobre su función reproductiva y que sirvió para allanar*

> *el camino al desarrollo de un régimen patriarcal más opresivo* (Federici, 2010: 26).

> *La caza de brujas fue también instrumental a la construcción de un orden patriarcal en el que los cuerpos de las mujeres, su trabajo, sus poderes sexuales y reproductivos fueron colocados bajo el control del Estado y transformados en recursos económicos* (Ibíd., 233).

Casi todas las acusaciones contra las brujas se centraban en su supuesta perversión sexual, en prácticas de infanticidio (anticoncepción), criminalizándose cualquier actividad sexual que amenazara la procreación, puesto que el útero era visto como una máquina de reproducción del trabajo. Muchas de las supuestas brujas eran comadronas, depositarias tradicionales del saber y control reproductivo de las mujeres, y hubo una fuerte asociación entre magia - brujería y asistencia al parto y a la embarazada. La Inquisición llegó a distinguir entre «brujas blancas», comadronas sabias que practicaban sin maldad, y «brujas negras» o comadronas malvadas, que practicaban el mal.

> *La mentalidad de los autores de aquel entonces —en su totalidad hombres— estaba guiada por el Malleus Maleficarum: la mujer era la bruja, la hechicera, la influenciada por el diablo, con quien ella establecía pactos. En esta perspectiva, hasta el conocimiento de las hierbas era diabólico* (Chávez Hualpa, 1997: 97).

El *Malleus*, manual de cabecera que usaban los inquisidores, dedicó un capítulo entero a las parteras («De qué forma las parteras que son brujas infringen los mayores males a los niños, matándolos u ofrendándolos a los demonios»), en el que se las calificaba como el peor tipo de mujeres, ya que ayudaban a las madres a destruir el fruto de su vientre, una conjura facilitada, acusaban, por la exclusión de los hombres (evidentemente, esta exclusión no les gustaba nada, acostumbrados a dominar todas las facetas de la vida) de las habitaciones donde las mujeres parían. Al ver que en todas las cabañas se le daba pensión a alguna partera, los autores recomendaron que no se le permitiera practicar este arte a ninguna mujer, a menos que antes demostrara que había sido una «buena católica», esto es, que formara parte de las «comadronas sabias y buenas». Esta recomendación fue escuchada (Federici, 2010: 251).

> *Porque la iglesia medieval, con el apoyo de reyes, príncipes y autoridades seglares, controló la educación y la práctica médicas, la Inquisición (cazadores de brujas) constituye, entre otras cosas, una instancia temprana de los «profesionales» repudiando las habilidades e interfiriendo con los derechos de los «no profesionales» a atender a los pobres (traducción propia) (Szasz, 1970: 91).*

De este modo, los partos pasaron de las manos de las comadronas —actividad que hasta entonces había sido su misterio inviolable— a las manos de los obstetras. A finales del siglo XVI eran pocas las mujeres a las que se les permitía practicar la obstetricia:

> *Las mujeres, con la excusa de la maternidad, establecían redes femeninas de ayuda y solidaridad con las que cubrían un buen número de carencias higiénicas, sanitarias, médicas y personales. Desgraciadamente, en varias ocasiones chocaron con el poder establecido hasta el punto de que, a excepción de casos contados (Louise Bourgeois, Madame de Condray, Jane Sharp), que incluso dejaron constancia escrita de su saber, a partir del siglo XVII van siendo sustituidas por los varones médicos y el instrumental quirúrgico de corte científico, quedando así relegadas hasta que la matrona vuelve a entrar en la historia de la mano de la ciencia (Moncó Rebollo, 2009: 363).*

Un número creciente de jóvenes acomodados empezó a seguir estudios médicos, siempre dentro de los límites que fijaba la iglesia católica. Pero paradójicamente, la formación médica resultaba absolutamente escasa, se basaba en métodos como las sangrías constantes o los laxantes, así como en supersticiones y magia, al contrario que el saber empírico de las supuestas «brujas», que era transmitido de generación en generación y se iba perfeccionando cada vez más. Por ejemplo, el médico del rey Eduardo II de Inglaterra, licenciado en medicina por la Universidad de Oxford, recomendaba tratar el dolor de muelas escribiendo sobre la mandíbula del paciente las palabras «En nombre del padre, del hijo y del espíritu santo, amén» (Ehrenreich y English, 1973: 52). Curiosamente, Paracelso, considerado el padre de la medicina moderna, escribió en 1527 que todo lo que sabía lo había aprendido de una bruja (*Ibíd.*, 1973: 53). Oliver Wendell Holmes, médico ilustre, consideraba que, si se hubieran arrojado al mar todos los supuestos remedios usados por los médicos, la humanidad habría salido ganando, a pesar del perjuicio para los peces (Holmes, 1892: 203).

Persiguiendo a las curanderas y a las comadronas se les expropió de un patrimonio de saber empírico (uso de las plantas medicinales y fisiología del parto) que habían ido aprendiendo y transmitiendo a sus sucesoras. Esta gran pérdida allanó el camino al ascenso de la medicina profesional que, a pesar de sus pretensiones curativas, erigió una muralla de conocimiento científico indisputable, inasequible y extraño para las «clases bajas» en general y para las mujeres en particular. De nuevo, en palabras de Federici (2010: 137):

> *La sospecha que recayó también sobre las parteras en este periodo —y que condujo a la entrada del doctor masculino en la sala de partos— proviene más de los miedos de las autoridades al infanticidio que de cualquier otra preocupación por la supuesta incompetencia médica de las mismas. Con la marginación de*

> *la partera, comenzó un proceso por el cual las mujeres perdieron el control que habían ejercido sobre la procreación, reducidas a un papel pasivo en el parto, mientras que los médicos hombres comenzaron a ser considerados como los verdaderos «dadores de vida» (como en los sueños alquimistas de los magos renacentistas). Con este cambio empezó también el predominio de una nueva práctica médica que, en caso de emergencia, priorizaba la vida del feto sobre la de la madre. Esto contrastaba con el proceso de nacimiento que las mujeres habían controlado por costumbre. Y efectivamente, para que esto ocurriera, la comunidad de mujeres que se reunía alrededor de la cama de la futura madre tuvo que ser expulsada de la sala de partos, al tiempo que las parteras eran puestas bajo vigilancia del doctor o eran reclutadas para vigilar a otras mujeres.*

La caza de brujas constituyó, por lo tanto, una auténtica guerra contra las mujeres, un intento coordinado de degradarlas, demonizarlas y destruir su poder social. Terminó a finales del siglo XVII, cuando la clase dominante contó por fin con una asentada y creciente sensación de seguridad en relación con su poder: «Ya no es necesario quemarlas cuando nos hemos asegurado el control de sus saberes y poderes» (traducción propia) (Girard, 2010: 11). Para entonces, las mujeres ya habían sido irremisiblemente desterradas de sus propios cuerpos. La supremacía de las comadronas en la asistencia obstétrica se desmoronó totalmente, quedando relegada a las poblaciones rurales y pobres. Las competencias de las parteras se vieron relegadas en favor de los cirujanos varones, agudizándose la distinción profesional por razones de género.

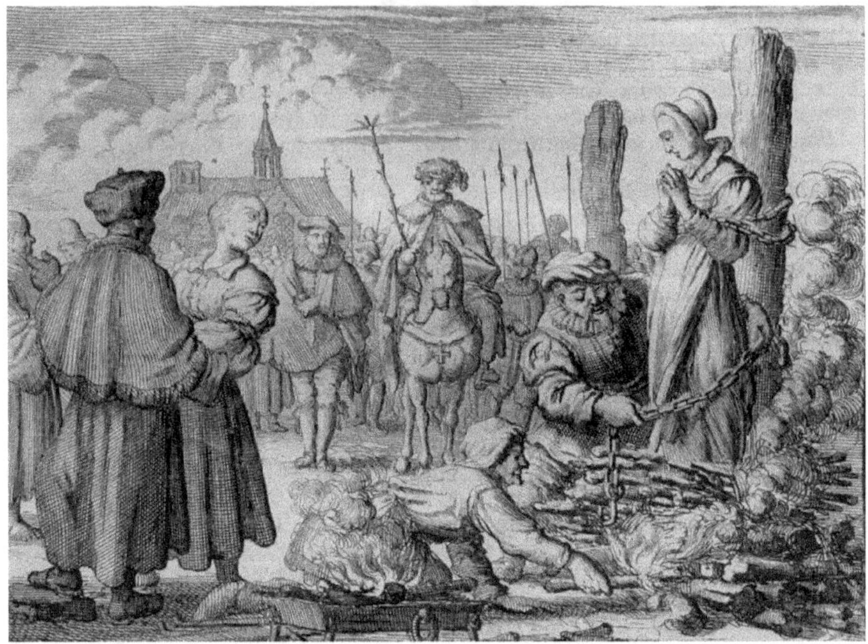

Figura 4. Una supuesta bruja quemada en la hoguera.

A partir del siglo XVII: el advenimiento de los cirujanos obstetras y de los hospitales

A principios del siglo XVII, como hemos visto, comenzaron a aparecer los primeros hombres parteros y, en cuestión de un siglo, la obstetricia había caído casi completamente bajo control estatal:

> *El continuo proceso de sustitución de las mujeres por hombres en la profesión es un ejemplo del modo en que ellas fueron excluidas de todas las ramas de trabajo profesional, al negárseles la oportunidad de obtener un entrenamiento profesional adecuado* (Clark, 1968: 265).

Quienes ejercían una medicina diferente a la oficial comenzaron a ser duramente penalizados. La biomedicina ya estaba fuertemente establecida en tanto que ciencia hecha por varones y para ser ejercida solo por varones. Las mujeres quedaban pues fuera de esta profesión; de hecho, la medicina hegemónica estudiaba los cuerpos femeninos en tanto que versión degradada de los masculinos. Eran acusadas de usar métodos poco ortodoxos, dada su escasa cualificación (el saber se transmitía de manera oral y su formación era empírica, como hemos visto), cuando no directamente de brujas. Por lo tanto, al separar, de un lado, la medicina hegemónica (la «científica») y, de otro, la medicina empírica (la «tradicional»), siendo esta última la practicada por las matronas, quedaba claro que la masculinidad iba a alzarse victoriosa también en este ámbito: solo lo científico, la biomedicina, sabía cómo traer niños al mundo. Se realizó, así, un auténtico epistemicidio en el saber obstétrico, empírico, de las matronas.

> *La medicina, y la ciencia, que se dan como orientación epistemológica la objetividad y la universalidad, también se nutren de representaciones y estereotipos, presentes y condicionados por la sociedad. Por este motivo, los saberes y las prácticas de las mujeres respecto al parto, a pesar de su participación en la dinámica de la historia, fueron excluidos y relegados al rango de saberes prácticos, pragmáticos, supersticiosos y mágicos, convirtiéndose así en sinónimos de un saber popular, del cual la medicina y la ciencia tenían que emanciparse (traducción propia)* (Arena, 2014: 77).

En el siglo XVIII, la reproducción de las mujeres se convirtió en obligatoria y el crecimiento poblacional pasó a ser asunto de Estado. De hecho, en los códigos penales europeos se castigaba duramente a las mujeres culpables de supuestos crímenes reproductivos, con pena de muerte por el uso de anticonceptivos. Desposeyendo a las mujeres de sus propios cuerpos y del saber sobre los mismos, quedaron confinadas a una tarea meramente reproductiva, siempre bajo la mirada escrutadora del hombre obstetra. La vida infantil se había revalorizado desde el siglo XVIII en relación al interés de los Estados por aumentar su número de habitantes y, un siglo más tarde, ya en el contexto de la industrialización, por incrementar la mano de obra disponible (García Galán, 2014: 114): este fue también uno de los motivos por los que los cirujanos obstetras se inmiscuyeron por sistema en el desarrollo de los partos, primero de la nobleza (siglo XVIII), después de la burguesía (siglo XIX), más adelante (siglo XX) del resto de la población (en casos complicados), y finalmente en prácticamente todos los partos.

Los cuerpos femeninos quedaron así convertidos en meros instrumentos para la reproducción del trabajo, en máquinas naturales de crianza, que a partir de entonces funcionarían según unos ritmos fuera del control de las mujeres. Sus cuerpos ya no les pertenecían.

> *Si en la Edad Media las mujeres habían podido usar distintos métodos anticonceptivos y habían ejercido un control indiscutible sobre el proceso del parto, a partir de ahora sus úteros se transformaron en territorio político, controlados por los hombres y el Estado: la procreación fue directamente puesta al servicio de la acumulación capitalista* (Federici, 2010: 139).

En 1513 se publica la obra *El jardín rosa* de Eucharius Rösslin, que se convirtió rápidamente en el tratado estándar de obstetricia. A partir de entonces comienzan a surgir obras similares de autores masculinos que se erigen como máxima autoridad en la materia. Las diferencias entre los tratados escritos por varones y los escasos que las mujeres pudieron escribir (como *Observaciones diversas sobre la esterilidad, el aborto, la fertilidad, el parto y enfermedades de la mujer y los recién nacidos*, escrito por la matrona Louise Bourgeois, en 1609) son notables: los primeros solo exponen clichés sobre el quehacer de las parteras. En contraste, las segundas combinan tradición e innovación, realizando además un alegato de su profesión (García Galán, 2014: 40).

> *Los médicos se apropiaron –reforzados por la aureola de su saber experto y de la autoridad médica– del parto, que durante mucho tiempo había sido un asunto de mujeres. Marginaron a las matronas que reivindicaban en aquel momento un reconocimiento del estatus de su profesión (Ibíd., 2014: 13).*

Algunos médicos fueron críticos con esta situación, como Philippe Hecquet, doctor y rector de la Facultad de Medicina de la Universidad de París (la Sorbona), pero constituyeron la excepción y no la norma:

> *La profesión de [médico] partero no pertenece por lo tanto a los hombres: en ellos no es sino una usurpación, o una empresa temeraria fundamentada en la timidez de las mujeres, que han creído que con esa indigna sumisión se asegurarían sus vidas, y en la credulidad de sus maridos, que con esta complicidad peligrosa han creído con más seguridad que conservarían a sus mujeres. Pero veremos ahora cómo esto no es más que un abuso de confianza de los unos y los otros, mostrando cómo el auxilio de un partero rara vez es necesario, que dicha profesión es intrusa en el mundo, sin titulación, y de reciente invención, de la cual siempre hemos prescindido con facilidad y de la que podremos seguramente seguir prescindiendo (traducción propia) (Hecquet, 1708: 9-10).*

Los varones se aprovecharon de los saberes que las matronas traían consigo, acercándose de este modo a un terreno que hasta entonces les resultaba ajeno. Una vez que hubieron completado su formación mediante la institucionalización en universidades de los estudios de obstetricia relegaron a las matronas a posiciones totalmente subalternas, en el mejor de los casos.

> *El establecimiento de la Ilustración trajo consigo la expansión del sistema universitario y*

> *la medicina como la ciencia autorizada de la salud, que junto con el incremento del control gubernamental a través de las licencias, obstaculizó el reconocimiento profesional de las matronas* (Bellón Sánchez, 2015: 104).

Se dice que en 1738 el médico de la reina de Francia introdujo por primera vez la práctica de parir tumbada, porque el Rey Sol quería ver nacer a su hijo cómodamente sentado en una butaca. Diez años después, el Dr. William Cadogan (Panuthos, 1987: 12) escribía:

> *Con gran placer veo que el fin de la preservación de los niños se ha convertido en responsabilidad de los hombres. Este oficio se ha dejado demasiado tiempo en manos de la mujer, de quien no pueden esperarse conocimientos adecuados para esta labor.*

Desde el siglo XVIII, los partos pasaron definitivamente a manos masculinas en Occidente. Rich (1978) explica cómo aumentó en dicha época la mortalidad de madres y recién nacidos a raíz de la medicalización de los nacimientos, pues los médicos de la época desconocían las técnicas de esterilización e higiene básicas y sus instrumentos transmitían los gérmenes de una parturienta a otra. A partir del siglo XX, curiosamente, se agradeció a la medicina el descenso de la mortalidad materno-infantil, cuando fue realmente un problema autoprovocado. Pero sirvió sin ninguna duda de mecanismo para justificar su intervención imprescindible en los partos.

Por lo tanto, excepciones aparte, las mujeres fueron puestas al servicio de los varones en todos los ámbitos, partos incluidos, y estos les fueron arrebatados.

Siglos XIX-XX: traslado de los partos... de casa al hospital

A finales del siglo XVIII los hospitales europeos comenzaron a establecer departamentos de obstetricia, por lo que las familias más pudientes dejaron en manos de cirujanos hombres la asistencia al parto. La medicina ya estaba completamente asentada como ciencia «seria», «objetiva», y los partos en casa se consideraban casi primitivos y propios de las clases más bajas.

> *El parto dejó de ser una experiencia íntima para transformarse en un acto médico en el que el cuerpo de la mujer es visto como una máquina, siempre potencialmente defectuosa, que la medicina puede manipular o arreglar para que pueda parir. De esta manera se fomenta la idea de que se requieren médicos especialistas para salvar a las mujeres y a sus bebés de peligro, administrándoles fármacos y realizándoles intervenciones de forma rutinaria (Lemay, 2010).*

En el siglo XIX, los hospitales eran un fiel reflejo de la posición de la mujer en la sociedad.

> *Desde el siglo XVIII, las mujeres de los medios más favorecidos eligieron en su mayoría a un cirujano-partero para asistirlas, mientras que las categorías populares siguieron de buen grado fieles a las matronas y parteras, y así fue hasta el siglo XX, aunque haya excepciones a esto (traducción propia) (Berthiaud, 2014: 94).*

Encontramos aquí también el binomio biomedicina-medicina popular, estando esta última siempre, lógicamente, ligada a las poblaciones más desfavorecidas. A finales del siglo XIX se puso de moda que las mujeres de clase alta acudieran a consultas médicas para cuestiones ginecológicas, algo impensable en las mujeres de clase más baja, que lo veían como algo indecente.

Bien avanzado el siglo XIX, la medicalización «remitió a la parturienta a la cama, de forma obediente, en posición de cúbito dorsal» (Nascimiento Carneiro, 2005: 73). El siglo XIX es un momento clave en el desarrollo de la biomedicina ya que la revolución industrial modificó sustancialmente la tecnología y los aspectos sociales y económicos, lo que fue de la mano de un progreso enorme de la medicina que se transformó en aparato ideológico del Estado.

A principios del siglo XX, los obstetras eran respetados, valorados, y las mujeres fueron excluidas de la profesionalidad, más que como enfermeras a la orden de los varones. La medicalización del nacimiento ya era oficial.

> *A principios del siglo XX, según la profesión médica se convirtió en algo más rigurosamente autorizado y dependiente de una educación exhaustiva, las mujeres fueron excluidas de dicha formación. Los partos pasaron de la esfera de las comadronas al área de profesionales doctores de sexo varón. Este proceso, con frecuencia denominado medicalización del parto, supuso la introducción de la anestesia para reducir el dolor del parto, que, igualmente, según la mujer perdía conciencia sobre el mismo, situó el parto bajo el control de la autoridad médica (traducción propia) (Wertz y Wertz, 1990: 150).*

Para los partos del siglo XX se usaban instrumentos como el fórceps, pero estos no eran desinfectados después de cada uso con lo que la mortalidad materna comenzó a incrementarse de un modo alarmante:

> *En EE.UU., ante la persistencia de cifras de hasta 800 y más muertes maternas por 100 000 partos, Joseph B DeLee decidió introducir el parto activo. Es decir, un parto considerado siempre como peligroso, no fisiológico, una situación patológica que requería de la pre-*

> *vención, de la intervención que evitara las complicaciones. Proponía, pues, en todos los partos, la anestesia, el uso del fórceps, la episiotomía y la extracción manual precoz de la placenta. Por supuesto, proponía el ingreso de la «paciente» en el hospital y la atención por el ginecólogo-obstetra. No es de extrañar que Joseph B DeLee sea considerado el «padre de la obstetricia moderna». Podríamos decir que moderna sí, pero mortal también, pues la aplicación de tales recomendaciones provocó una epidemia de mortalidad materna, especialmente entre las mujeres de clase alta que se podían permitir el parto «sin dolor» y atendido por el especialista (Gérvas, 2014).*

De hecho, Joseph DeLee, «el padre de la obstetricia moderna», personifica a la perfección ese espíritu del triunfo de lo «científico», que se tradujo en lo patológico, en las intervenciones obstétricas en aras de la pasividad absoluta de las mujeres, a principios del siglo XX. Así,

> *La «operación profiláctica de los fórceps» de Joseph DeLee no se limitaba a la episiotomía, puesto que esta no era más que una de las tendencias. En el editorial del primer número del American Journal of Obstetrics and Gynecology (1920), Joseph DeLee, defendiendo primero su posición respecto a la naturaleza intrínsecamente patógena del parto, expuso rigusoramente las etapas de su método: administración de morfina y escopolamina [burundanga] más éter para dormir a la madre, después episiotomía, extracción del bebé mediante fórceps en conjunción con una maniobra de fuerza abdominal (apretar sobre el vientre), sutura de la insición, readministración de morfina y escopolamina «para prologar la narcosis varias horas tras el parto y eliminar lo máximo posible el recuerdo del trabajo» (traducción propia). (St. Amant, 2013: 123-124).*

En los hospitales, los cuerpos de las mujeres —que, no lo olvidemos, ya no les pertenecían— se convirtieron en auténticos campos de experimentación, en los que los primeros obstetras se dedicaron a realizar todo tipo de operaciones tan absurdas como inútiles: cesáreas vaginales, dilatación manual e instrumental, dilatación artificial del cuello del útero con incisiones profundas, sección de la sínfisis púbica, cesáreas (con mortalidad de casi el 100 %), extracción del feto de nalgas con ganchos o con asas, etc.

Además, tras realizar autopsias a madres muertas por fiebre puerperal, atendían a nuevas parturientas sin lavarse las manos entre medias. El doctor Oliver Wendell Holmes (Usandizaga, 1981) intentó iniciar una campaña para concienciar a los obstetras de la importancia de las medidas higiénicas, pero esto solo ocasionó una polémica que duró décadas y que colocó al doctor Holmes a la más absoluta marginalidad, puesto que el ego de los médicos no estaba dispuesto a aguantar que se les acusara de ser ellos la principal causa de las muertes de tantas madres.

Afortunadamente, entre 1930 y 1950, las medidas higiénicas comenzaron a mejorar (los hospitales, por ejemplo, empezaron a disponer de agua corriente, cosa que antes solo sucedía en unos pocos centros), y esto, unido a otros adelantos como las transfusiones de sangre, el uso de antibióticos, o una disminución del número de hijos por pareja, consiguió que por fin la mortalidad en los partos hospitalarios no fuera tan alta. Tras la segunda guerra mundial, los partos en Europa fueron trasladados definitivamente a los hospitales. Pero eran partos muy patologizados, donde se usaba una gran cantidad de instrumental, y además hasta los años 60 se popularizó una práctica denominada «sueño crepuscular» (Harper, 1996: 26), que consistía en administrar escopolamina (es decir, burundanga, como hemos visto en las prácticas de Joseph DeLee) a las madres para que no tuvieran ningún recuerdo del parto: el problema es que no resultaba del todo indoloro, ralentizaba las contracciones y aumentaba las hemorragias, aparte de producir terribles regresiones un tiempo después. Una parturienta bajo la escopolamina «a veces requería que se la atara o sujetara con correas a la cama durante horas debido a los efectos colaterales de la droga» (Ibíd.), víctima de auténticos síntomas psicóticos.

Si analizamos concretamente el caso de España, la época franquista influyó notablemente en la maternidad y el control de la fertilidad. El proyecto nacionalista instaba a las mujeres a ser madres y de ese modo a aumentar la población, por lo que las autoridades políticas, médicas y religiosas se unieron en la misión de reducir las cifras de mortalidad y morbilidad infantil. Así que, entre otras medidas, se implantó una férrea vigilancia de los cuerpos de las mujeres para, en primer lugar, que la natalidad aumentara, y en segundo lugar, que no se pusieran medios anticonceptivos ni abortivos para limitar ni impedir dicha maternidad. De ese modo la reproducción se vestía de patriotismo: las madres de muchos vástagos eran buenas españolas porque cumplían con sus deberes sociales. La utilidad social de las mujeres quedaba, pues, relegada a la maternidad: «la verdadera misión de la mujer es ser madre prolífica y toda su educación debe ir dirigida a la formación de su espíritu maternal y al desarrollo físico de su fecundidad» (Villar Salinas, 1942: 106). Así, la época franquista fue un caldo de cultivo para el pensamiento androcéntrico porque se basaba precisamente en una fuerte moralidad patriarcal, como puede verse igualmente en el manual universitario de ginecología de la época, de José Botella Llusía y José A. Clavero (1945), en el cual las mujeres quedan totalmente reducidas a sus funciones de madres y esposas.

Aun así, el traslado de los partos de los domicilios a los hospitales tardaría varias décadas, sobre todo en las zonas rurales, a pesar de la extensión de los seguros sociales (García Fernández, 2014). En dichas zonas, aunque las matronas gozaban de cierta independencia, se vieron cada vez más sometidas a la autoridad de los médicos. La literatura de la época destinada a dar consejos a las embarazadas las trataba de un modo paternalista, culpándolas cuando los partos resultaban problemáticos, e instándolas a ser educadas y puntuales en sus citas médicas (Cardús, 1947: 15), regañándolas como a niñas pequeñas. De hecho, los médicos se sentían molestos con las mujeres empoderadas que veían el parto como un acto fisiológico y natural, y que se negaban a «dejarse hacer», sin más:

> *[La mujer andaluza de clase obrera], con su especial idiosincrasia, su conocida indolencia, su tradicional fanatismo, heredados de los árabes; acostumbra a acoger el embarazo como un acontecimiento natural e intrascendente al que no hay que prestar mayor atención y es difícil hacerle comprender por qué ha de reconocerla el médico cuando no siente más que las molestias naturales del estado* (Oliva, 1941: 17).

Además, la concepción de las mujeres en el trabajo de parto era totalmente pasiva: por ejemplo, según el doctor Pedro Calvo, obstetra que escribió un libro de divulgación sobre los partos dirigido a las mujeres en 1919, las contracciones resultaban totalmente independientes de la voluntad de la parturienta, pues respondían a actos de la naturaleza, por lo que el papel de la madre en el parto dejaba de tener relevancia, al ser esta disociada de su cuerpo, que era el que tomaba las riendas. De esta concepción de disociación del parto se deriva un cambio en el modo de dar a luz: las mujeres veían anulada su voluntad, debían dejarse guiar en un proceso que no les pertenecía y del cual solo resultaban máquinas de parir (Calvo, 1919).

Y como las mujeres españolas tampoco eran dueñas ya de sus cuerpos, y como comenzaron a temerlos por no comprender qué les sucedía –porque se les impedía percibir el parto como acto fisiológico en las que ellas eran las protagonistas–, entonces empezaron a experimentar pánico al dolor del momento. Dolores terribles, por estar inmovilizadas, en una situación vulnerable y a merced de un médico autoritario que se ocupaba de ellas como si fueran criaturas pariendo a otras. De ese modo, se comenzó a hacer especial hincapié en el control del dolor, para que las mujeres dejaran de sentir y la entrega al profesional de la medicina resultara completa, amén de que de ese modo no controlarían su fertilidad por miedo al dolor del parto. Por lo tanto, se comenzó a recurrir a la analgesia como una práctica habitual en el ámbito hospitalario para que las mujeres se dejaran hacer, se mostraran finalmente dóciles, sumisas y obedientes. Habían perdido la batalla, así que al menos que fuera sin dolor.

Tecnología y medicalización

Por último, vamos a hacer una breve mención a cómo la tecnología ha aumentado la medicalización en general. Una de las formas fundamentales de legitimar los discursos en medicina es precisamente a través de los avances tecnológicos. Así, podemos observar cómo «el bienestar y los deseos de los individuos se han sacrificado gradualmente en aras de los intereses burocráticos y profesionales, adquiriendo la tecnología más importancia que las necesidades de los individuos» (Huntingford, 1978: 8).

En efecto, y concretamente en el tema del seguimiento del embarazo y el parto, el interés se ha desplazado de la madre a los distintos elementos tecnológicos que debían servir únicamente como apoyo (por ejemplo, el ecógrafo). Antes las madres relataban cómo se sentían para que los profesionales de la salud supieran cómo estaba prosperando el embarazo. Ahora, sin embargo, no importa lo que diga la madre, porque no es «objetivo», no es «científico»... como sí lo son el ecógrafo, el monitor cardíaco o el doppler.

> *Si hasta hace unas pocas décadas apenas se realizaba un pequeño seguimiento del embarazo, hoy el desarrollo de tecnologías de observación y las posibilidades de intervención durante el período de gestación se han incrementado de forma notable. Y, paradójicamente, esta posibilidad de vigilar e intervenir conlleva que, más que nunca, la gestación se perciba como un proceso que en cualquier momento puede adquirir el carácter de patología* (Imaz, 2010: 176).

Es interesante el trabajo de la antropóloga Brigitte Jordan (1997), quien ha analizado cómo la mayoría de las mujeres que pasan por partos hospitalarios relatan que no se las tuvo en cuenta hasta que el médico confirmara lo que estas decían. Por ejemplo, si una mujer expresaba sus deseos de empujar, no podía empezar a hacerlo hasta que obtuviera el beneplácito del médico: solo mediante la confirmación de los síntomas por parte del personal médico se les otorga a estos el «visto bueno». También se observa cómo existe un evidente desplazamiento de las sensaciones de la mujer gestante o parturienta en cuanto a las máquinas: el ecógrafo es quien tiene la potestad de ofrecer un diagnóstico neutral, objetivo, mientras que las sensaciones de las mujeres son absolutamente ignoradas, e incluso reconducidas para adaptarse a las máquinas y no al revés. Este paradigma tecnocrático convierte el parto y el nacimiento en el «[...] producto de una cadena fabril, donde hay tiempos estipulados, procesos, sustancias, bien planificadas, de las que no se puede escapar, para que el producto final, que es el bebé, sea de buena calidad» (Fornes, 2014).

Así, en los partos hospitalarios, tecnicalizados, se sustituye la simbiosis de dos miembros activos (madre-bebé) por la de bebé-máquina, siendo ahora la máquina el elemento activo, el que aporta la información supuestamente relevante, el que «traduce» el feto al único lenguaje que el personal sanitario está dispuesto a escuchar. De ese modo las sensaciones e intuiciones de la madre, que queda como un ente pasivo, se ven ignoradas, relegadas, y dejadas de lado.

> *El proceso de medicalización del parto aparece en toda su complejidad si se lee a través de las categorías de análisis que tengan en cuenta las transformaciones de las representaciones del cuerpo femenino (traducción propia)* (Arena, 2014: 90).

LA SALUD DE LAS MUJERES. HACIA UNA CIENCIA LIGADA A LAS DIFERENCIAS Y A LA PERSPECTIVA DE GÉNERO

Dado que las gestantes son solo del sexo femenino, es obvio que hay que analizar el desarrollo de la atención al embarazo y al parto con una perspectiva de género[12]. De hecho, podemos ver cómo ha habido una evolución del concepto de género[13] dentro del marco de la salud, así como la medicalización de la sexualidad femenina como método de dominación y control.

El modelo médico hegemónico

Eduardo Menéndez[14] (1992) distingue tres modelos de salud:

- Modelo médico hegemónico: el propio de la biomedicina, es puramente biológico y no multidimensional.

- Modelos alternativos subordinados: donde se integran las prácticas que normalmente se denominan «tradicionales».

- Modelos de autoatención médica: la propia persona o personas cercanas atienden la salud, sin que intervenga un profesional.

---

[12] La perspectiva de género propone eliminar las causas de opresión de género como la desigualdad, la injusticia y la jerarquización de las personas basadas en el género. Promueve la igualdad entre los géneros así como la igualdad de derechos y oportunidades para acceder a los recursos económicos y a la representación política y social en los ámbitos de toma de decisiones.

[13] El género en tanto que definición de las mujeres y los hombres construida socialmente y con claras repercusiones políticas. La construcción social del género incluye relaciones desiguales de poder en todas las facetas de la vida, tanto públicas como privadas.

[14] Existen otras divisiones, como la propuesta por Stolkiner (1987), que distingue tres paradigmas de atención a la salud: el liberal, el tecnocrático-normativo y el participante integral.

En la mayoría de los países occidentales el sector sanitario está dominado por la medicina biomédica, que será el único modelo médico legal, «un modelo médico único, monopolístico, con mucho poder, medicalizado, universitario, uniforme, burocratizado, poco democrático, e internacional» (Kenny, 1980: 32). Así, ha permanecido durante siglos en el ámbito de las ciencias sociales un enorme sesgo etnocéntrico dentro del estudio de la medicina y los sistemas sanitarios consistente en creer que «el conocimiento médico occidental representa el culmen del progreso del conocimiento racional aplicado a la medicina, y además el último eslabón en una cadena de modernización lineal» (Ibíd., 1980: 25).

Este paradigma sanitario puede denominarse biomedicina, medicina hegemónica, o medicina alopática, que contrapone salud a enfermedad y que se centra en la identificación de síntomas y posibles tratamientos:

> *En un intento para distinguir el sistema médico occidental que se convirtió en globalmente dominante durante este siglo sobre los sistemas alternativos, los científicos sociales han empleado una variedad de etiquetas descriptivas, incluyendo medicina regular, medicina alopática, medicina científica, medicina moderna y medicina cosmopolita. Siguiendo a Comaroff (1982) y Hahn (1983), la mayor parte de antropólogos médicos han terminado refiriéndose a este tipo de medicina como biomedicina (traducción propia).* (Baer, 2003: 11).

Dicho sistema médico hegemónico se basa en las denominadas «presunciones de cientificidad» de la biomedicina, de las cuales podemos destacar, entre otras (Martínez Hernáez, 1996):

- Definir la enfermedad como desviación de una norma biológica.

- Pensar que solo existe una única causa en las enfermedades.

- Creer que las enfermedades son universales.

- Asumir que la teoría y la práctica de la biomedicina son totalmente neutrales.

- Separar lo natural de lo social como factores independientes.

A causa de las presunciones de cientificidad, se legitima la supuesta superioridad de la biomedicina, cuando en realidad...

> *... Se considera que la hegemonía de la también llamada medicina occidental, científica o alopática, tiene menos que ver con progresos técnicos que con estrategias corporativas llevadas a cabo por los profesionales médicos en los dos últimos siglos* (Esteban, 2003: 27).

Así, y recordando nuevamente a Foucault, desde una perspectiva biopolítica, el Estado actúa a través de la medicina como institución con reconocimiento y poder de intervención sobre los cuerpos (Foucault, 2003: 97). De ese modo, el poder de las alianzas estratégicas de los distintos organismos del Estado y el de las farmacéuticas, han excluido cualquier otra alternativa ajena a la biomedicina, mediante el uso de la medicalización de la sociedad basándose en la supuesta universalidad de la medicina, que sirve para sustentar el propio modelo médico hegemónico: se trata de un círculo vicioso y sistematizado del que es muy complicado escapar.

> *En la actualidad los sistemas sanitarios de los países industrializados giran en torno al modelo de una elevada profesionalización del «arte» de curar (del médico) y de una alta tecnificación de la práctica sanitaria (el hospital). La profesión médica burocratizada domina el sector, hace de juez, dicta normas para toda la población, y mantiene el monopolio de la definición de lo que es la enfermedad y su tratamiento* (Kenny, 1980: 34).

Porque la biomedicina cae, por su etnocentrismo y sus presunciones de cientificidad, en un auténtico reduccionismo que separa lo que Baer (2003: 12) denomina «the body from the nonbody»: nos dice qué es la salud y qué es la enfermedad y qué individuos pueden entrar en uno u otro grupo. Además, la medicina hegemónica es la causa de lo que se ha venido llamando «medicalización».

> *La biomedicina ha albergado un proceso que muchos científicos sociales denominan medicalización. Este proceso conlleva la absorción de áreas sociales y comportamientos que crecen constantemente dentro de la jurisdicción del tratamiento biomédico mediante una constante extención de terminología patológica para cubrir nuevas condiciones y expectativas (traducción propia). (Ibíd., 2003: 14).*

La medicalización excesiva de las mujeres en todas las etapas de sus vidas es un ejemplo de cómo actúa la biomedicina y de sus mecanismos de control social, como vamos a ver a continuación, en este caso con la variable del género añadida, lo que la vuelve doblemente intrusiva respecto al caso de los pacientes varones.

Afortunadamente, se están realizando cada vez más esfuerzos para que la medicina resulte menos autoritaria y más integral, donde los tres modelos de salud que distingue Menéndez puedan convivir de un modo incluyente, armónico, y así las personas sean capaces de responsabilizarse de su propia salud y participar en las decisiones, no delegando ya todo el poder a la autoridad médica, y volviendo al lado más humano de la ciencia médica.

> *Paradójicamente, el considerable avance tecnológico y científico de la medicina en el siglo XX hizo olvidar durante algunos años sus aspectos más sociales y comunitarios, a los que está volviendo últimamente (Kenny, 1980: 12).*

David Werner (1980) nos habla de seis criterios que nos dan una idea más que certera de a dónde se han dirigido las ciencias sociales en su relación con la medicina:

- El cuidado de la salud no es solo un derecho de todos, sino una responsabilidad de todos.

- El capacitar más a cada persona para que cuide su propia salud debe ser la meta principal de cualquier actividad o programa de salud.

- Si recibe información clara y sencilla, la gente puede evitar y tratar en casa los problemas más frecuentes de salud: más pronto, más barato, y muchas veces mejor a como lo hacen los médicos.

- Los conocimientos médicos no deben ser un secreto guardado entre pocas personas, sino que se deben compartir entre todos.

- Las personas con pocos estudios son tan responsables e inteligentes como las personas con estudios superiores.

- El cuidado básico de la salud no debe ser entregado desde afuera, sino que ha de ser promovido dentro de la comunidad.

Así, si conseguimos escapar del punto de vista etnocéntrico, veremos que la medicina hegemónica no es sino un sistema de salud más, y que por lo tanto no puede concebirse como la única autoridad en la materia, máxime cuando no tiene en cuenta las características culturales de los individuos que trata (es un grave error no ser conscientes de factores como que lo que se considera «normal» en una cultura quizás no lo sea en otra, o ignorar que existen enfermedades que solo se dan en determinadas culturas, por ejemplo). Lo ideal sería una versión integradora, que considere transversalmente una síntesis biocultural de factores (biológicos, psicológicos, socioculturales, étnicos, de género, etc.), al contrario de lo que sucede la biomedicina, que ofrece una versión fragmentada de la salud y la enfermedad, mostrándolas como verdades absolutas dentro de su paradigma científico y supuestamente indiscutible.

La sexualidad femenina como instrumento subyugado: heteronormatividad y paternalismo

El exceso de medicalización en Occidente es tal que las personas se automedican por pura prevención y al más mínimo síntoma, para no tener que soportar la incertidumbre, y supone además una posición pasiva, en la que no nos responsabilizamos de nuestra propia salud sino que relegamos en las medicinas este hecho. Estos excesos afectan más a las mujeres, por los mensajes que sobre estas lanzan los medios de comunicación, y por las confusiones entre la belleza y la salud que la industria farmacéutica fomenta: según un estudio dirigido por la doctora Pilar Carrasco-Garrido en la Universidad Rey Juan Carlos de Madrid, las mujeres se automedican casi en un 17 %, frente al 14,46 % de los hombres (Carrasco Garrido et al., 2010). La medicalización no solo supone un gasto enorme, sino que no resulta algo inocuo y puede contribuir a la victimización de la población. No es casualidad que las grandes farmacéuticas estén todas continuamente en procesos de juicio en EE.UU., acusadas de prácticas sucias de marketing[15], o del lanzamiento de falsas enfermedades como la disfunción sexual femenina[16].

Y es que en una sociedad como la nuestra, no hay más que encender la televisión para observar cómo las mujeres parecen estar en el punto de mira, no ya solo en cuanto a tratamientos estéticos (cremas anticelulíticas o antiedad, productos para adelgazar, lencería que aumenta o que disimula, maquillajes, tintes, tratamientos de depilación, reafirmantes, operaciones de cirugía estética, manicuras... ¡no hay un centímetro de cuerpo que quede libre de esta tiranía!), sino también desde el punto de vista de la salud (¿por qué siempre serán ellas las que sufren

---

[15] Por ejemplo: Pfizer, Novartis, GlaxoSmithKline o Eli Lilly por marketing ilegal; Safoni-Aventis, AstraZeneca, Merck o Abbott por fraude, Johnson & Johnson por ocultamiento de efectos colaterales; todas estas empresas acumulan más de 11 000 000 000 de dólares en multas (González Lago, 2016).

[16] Desde luego, se gana más dinero medicando a la población sana que a la población enferma, puesto que la población sana es más numerosa. En este contexto, estrategias de promoción de la enfermedad como el célebre *disease mongering* (crear el problema para poder vender el fármaco) se encuentran a la orden del día.

de hemorroides, de intolerancia a la lactosa, de gases, de estreñimiento...?). «El cuerpo femenino es objeto de un exceso de atención, porque la medicina se entromete en todos los dominios de las mujeres y en cada etapa de sus vidas» (traducción propia) (Girard, 2010: 7).

Desde luego, hay poderosos grupos empresariales y profesionales que están haciendo un gran negocio a causa de la salud de las mujeres, es lo que Marc Girard llama «el triunfo de la medicalización» (*Ibíd.*, 9). Y esto implica la manipulación en torno a su sexualidad, no limitándose al embarazo y al parto, sino a todos sus momentos, de principio a fin: «las mujeres tienen órganos que no sienten como suyos, cuyas funciones les son ajenas, y de los que disponen los entendidos en el terreno que sea» (Sau, 2000: 49). Todos esos instantes de la sexualidad femenina se han patologizado, medicalizado, y pasado por un filtro de «enfermedad» para desnormalizar lo que deberían ser considerados estados naturales de la vida de las mujeres. Y sobre todo, y a causa de esto, hay un gran desconocimiento sobre cómo funciona nuestro cuerpo y cómo trabajar con él, lo que no ayuda precisamente a salir de este estado subyugado.

Los discursos hegemónicos sobre el cuerpo y la salud de las mujeres se construyen sobre dos ejes: el **biologicismo** (las mujeres aparecen como seres que se definen por su organismo) y el **reproductivismo** (tipo de biologicismo según el cual el cuerpo femenino se explica solo desde sus funciones reproductivas) (Esteban, 2001: 74). Así, todos los fenómenos que se producen en los cuerpos de las mujeres se acaban explicando desde ese punto de vista, y las mujeres se verán como esclavas de sus hormonas y de sus procesos naturales.

La promoción de la salud es un campo de la sanidad que tiene en cuenta la educación sanitaria, la creación de habilidades mediante las cuales las personas tendrán una actitud saludable hacia su desarrollo vital y hacia su entorno. Una buena promoción de la salud sería, en teoría, contraria a la medicalización excesiva, sobre todo en los procesos vitales (embarazo, parto, lactancia, menstruaciones, menopausia...), apoyando exactamente todo lo contrario: se trataría de proporcionar la suficiente información para que la población sea consciente del desarrollo de sus propios procesos para que los puedan vivir con plenitud. Pero por desgracia sucede todo lo contrario: existe una creciente medicalización de los cuerpos femeninos, que ve a las mujeres como a víctimas de su propia biología.

> *Entre las mujeres existe todavía un gran desconocimiento de los propios cambios y de las interferencias ambientales e interpersonales; persiste y aumenta la no armonía con el propio cuerpo, del que las mujeres se alejan con la persecución de la igualdad* (Valls-Llobet, 2009: 153).

La sexualidad femenina es un campo epistemológico que la ciencia no ha abordado suficientemente porque está sometida a tabúes culturales y prejuicios de toda índole que la han invisibilizado. Además, dado que el modelo médico hegemónico es profundamente androcéntrico, durante muchos años solo se ha interesado por la sexualidad masculina, entendiendo la femenina como una versión degradada de la masculina. De este modo, al mismo tiempo que se han ocultado los principales órganos implicados en el placer femenino, se ha subyugado totalmente la sexualidad femenina, convirtiendo a las mujeres en personas cuyo único fin sexual es la mera reproducción, no legitimadas para disfrutar de sus cuerpos y del placer sexual, por ejemplo.

La menstruación

Desde el momento en que una mujer tiene su primera menstruación (la menarquia) se le advierte de cómo esta es «dolorosa», cómo «produce cambios de humor», etc. En la imaginería popular se pinta a las mujeres como esclavas de sus ciclos hormonales (curiosamente, no se suele nombrar que las fluctuaciones hormonales en los varones son de lo más comunes). Se habla de la menstruación usando eufemismos patologizadores («estoy mala»). Si tenemos una desconexión total con nuestro propio útero es lógico que la menstruación duela. Pero la menstruación, a menos que existan patologías (como la endometriosis), no debería doler más allá de unas meras molestias.

> *La menstruación no debe producir dolor; en todo caso, una ligera molestia. [...] Cuando se presenta fuera de los parámetros normales, sus características anómalas son claros indicadores de problemas de salud, de nutrición o de estrés físico y mental* (Valls-Llobet, 2009: 135-136).

Aun así, la mayoría de mujeres considera que el dolor menstrual es normal. Además, las farmacéuticas se lucran vendiendo medicación para el dolor menstrual, como en una publicidad del medicamento Buscapina Fem, donde la madre le dice a la hija «nacimos para sufrir». La menstruación es un proceso biológico, normal, que se resignifica culturalmente. Y ese supuesto dolor depende mucho de la cultura donde las mujeres estén inscritas. Así, Margaret Mead, en *Adolescencia, sexo y cultura en Samoa* (1975) comprobó realizando un estudio con 30 niñas adolescentes que solo seis de ellas manifestaban algún tipo de dolor menstrual, sin que por ello el dolor afectara a sus tareas y juegos cotidianos. Las niñas de Samoa no mostraban conflictos con el sexo, y no se avergonzaban de tener la menstruación, viéndola como algo natural.

Solo a partir de la mitad del siglo XX comenzó a estudiarse el ciclo menstrual y las hormonas hipofisiarias, porque hasta entonces no le habían interesado a la biomedicina. De hecho, la menstruación sigue siendo algo tabú en Occidente, no ya solo con los eufemismos que utilizamos para referirnos a ella, sino que además se esconde como un estado casi impuro, enfermizo. En los anuncios publicitarios de compresas, podemos ver cómo el líquido que se muestra es azul, color asociado con la limpieza, en vez del rojo real, porque el tabú de la sangre menstrual sigue vigente.

Se está demostrando cómo realizando ejercicios de relajación como el yoga (Yang y Kim, 2016), las menstruaciones dejan de ser dolorosas: se trata de conectarnos, nuevamente, con nuestros cuerpos arrebatados. De recuperarlos.

> *El ciclo menstrual hace ciclar también a todos los órganos y sistemas de las mujeres y sus alteraciones pueden ser un indicador del estado de salud, ya que las situaciones de estrés y patologías químicas y subclínicas alteran su regularidad. [...] En lugar de ver la menstruación como una inferioridad, o como algo que nos ensucia o nos resta oportunidades, podríamos dirigir una mirada diferente sobre ella y [cuando hay alteraciones o dolor] convertirla en el aviso biológico de que algo no anda bien en nuestro organismo, de que algo interno o externo ha roto su armonía* (Valls-Llobet, 2009: 133-134).

En 2007 se lanzó una medicación para abolir la menstruación, una píldora llamada Lybrel, que tomándose a diario permite eliminar el período permanentemente. Este medicamento no ayuda precisamente a eliminar el tabú en torno a la menstruación, mostrándola como algo sucio, impuro y de lo que hay que librarse. Evidentemente aún no se sabe cuáles serán los efectos a largo plazo, y estos tardarán muchos años en conocerse, puesto que Lybrel no lleva en el mercado ni quince años. En cualquier caso, supone una medicalización constante, durante toda la vida fértil de una mujer, ya que envía el mensaje de «si no quieres pasar por el horrible y sucio trance de tener la menstruación, tienes que tomar hormonas todos los días».

> *La falta de respeto por el cuerpo de las mujeres está conduciendo a las propuestas de abolición bioquímica de la menstruación, como si fuera un planteamiento progresista, aunque suponga una intervención hormonal constante durante la vida reproductiva* (Valls-Llobet, 2009: 153).

El orgasmo femenino

Teniendo en cuenta que hay culturas[17] donde el orgasmo femenino se considera impuro, por lo que se recurre a métodos

---

[17] No hay que irse muy lejos en el espacio y el tiempo. En 1865, la British Medical Society calificó el clítoris como *fuente de desviaciones y enfermedades,* lo que tuvo como consecuencia la amputación preventiva del mismo en muchas mujeres (Lameiras Fernández, 2013: 15).

como la ablación para impedirlo (más de 200 millones de mujeres y niñas vivas actualmente han sido objeto de mutilación genital femenina en los 30 países de África, Oriente Medio y Asia donde se concentra esta práctica, Unicef: 2016), y que el placer sexual y el goce queden única y exclusivamente en los varones (las mujeres serían meras receptoras de esa sexualidad, objetos para masturbarse y para depositar dentro a los hijos), en general este orgasmo es un gran desconocido. Conceptos como «punto G», «orgasmo de clítoris y orgasmo vaginal» son del todo vagos y solo siembran más confusión. En cualquier caso, a pesar de estar ya lejos en el tiempo de la revolución sexual y el auge de los feminismos de los años 70, el orgasmo femenino continúa siendo un misterio para mucha gente, incluso para algunas mujeres que admiten no haberlo experimentado nunca.

Además, cuando se habla del orgasmo femenino, suele mencionarse cómo conseguirlo heteronormativamente hablando, siempre con un partenaire masculino que, con mayor o menor habilidad, logrará llevar a su compañera a dicho estado idílico: no olvidemos que para Freud las mujeres tenían «envidia del pene» y el orgasmo vaginal era el único «maduro», capturando de nuevo el cuerpo femenino a estar a expensas del masculino y del coito para llegar al orgasmo.

En el año 2016 se ha llevado a cabo un nuevo estudio de la mano de científicos de la Universidad de Yale y el Hospital Infantil de Cincinnati, publicado en el «Journal of Molecular and Developmental Evolution», que ha indagado en el origen evolutivo del orgasmo femenino para llegar a comprender algo más del placer sexual de las mujeres. Así, aunque se sabe que el orgasmo femenino hoy por hoy no tiene ningún papel en la función reproductiva, en el pasado quizás sirvió para provocar la ovulación. En otras especies de hembras mamíferas, la cópula es precisamente la que induce la ovulación, sin embargo en las humanas no es así. Estos investigadores opinan que antes en las hembras humanas cópula y ovulación también estaban unidas, pero que la evolución modificó este proceso y ahora la ovulación resulta espontánea. Las mujeres aún conservan la segregación de hormonas (prolactina y oxitocina) en el momento del orgasmo; estas hormonas resultan claves en el proceso de la ovulación.

Por lo tanto, el orgasmo femenino está hoy por hoy más vinculado a sus beneficios psicológicos que en facilitar la reproducción: el clítoris es el único órgano que solo sirve para el placer sexual. En cualquier caso, el terreno de los orgasmos femeninos tiene aún un largo camino de estudio por delante. Lo que sí es cierto es que no solo no es necesaria la ayuda de ningún hombre para conseguir un orgasmo, es que la mejor manera de conocerse a una misma sexualmente hablando es mediante la masturbación, como práctica totalmente saludable y liberadora.

Los anticonceptivos

Resulta curioso que uno de los métodos anticonceptivos más usados entre parejas heterosexuales estables sea la píldora anticonceptiva. Es curioso porque, si los hombres son fértiles todo el tiempo y las mujeres solo unos pocos días cada mes, ¿por qué son ellas quienes deben poner los medios para evitar un embarazo no deseado? Se excluye sistemáticamente a los hombres de los programas de planificación familiar porque solo se usan dos métodos anticonceptivos masculinos (el preservativo y la vasectomía), de los cuales el primero no está cubierto por la sanidad pública, y el segundo depende de las legislaciones de las comunidades autónomas (aunque las listas de espera suelen ser tan largas que muchos hombres terminan por no hacérsela a menos que dispongan de medios económicos para costeársela por lo privado). De hecho, no se realizan apenas investigaciones para lograr algo así como una «píldora masculina» (pero sí para conseguir mejores erecciones), la tecnología médica siempre se ha centrado en el cuerpo de las mujeres para experimentar sobre el control de la fertilidad[18].

[18] En los últimos años se estaban realizando algunos ensayos clínicos de un anticonceptivo masculino inyectado, con un 96 % de efectividad, pero estos han sido suspendidos porque a algunos de los varones participantes del estudio los efectos secundarios (acné, aumento

La cuestión es que, así como el preservativo no tiene ningún efecto secundario, la lista de los inconvenientes de la píldora anticonceptiva es larguísima: bajada de la libido, aumento de la hipertensión y del tromboembolismo, formación de cálculos biliares, hemorragias uterinas/vaginales, mareos y náuseas e incluso estados depresivos, por citar solo unos pocos (en algunos casos, ha habido muertes). La píldora anticonceptiva altera totalmente el funcionamiento de los cuerpos, desconectando a las mujeres de sus ciclos naturales en pos de una mayor comodidad masculina. Se trata, pues, de un medicamento profundamente machista, que baja la libido en las mujeres, que no tiene en cuenta la salud de estas, y que sigue viéndolas a ellas como quienes han de lidiar con un embarazo no deseado, en lugar de corresponsabilizar a su pareja: si están pensadas para parejas estables (puesto que no protegen de enfermedades de transmisión sexual), ¿por qué la responsabilidad ha de seguir en manos de las mujeres? Más allá de su uso contraceptivo, las hormonas suponen una domesticación del cuerpo de las mujeres y una nueva forma de control social del género.

Dice Valls-Llobet (2009: 144) que «los riesgos a corto, medio y largo plazo de la administración [de la píldora] han adolecido desde siempre de la escasez de ensayos clínicos aleatorios para evaluar sus efectos secundarios». Sí se sabe que los anticonceptivos hormonales son un factor de riesgo para el cáncer de mama. En junio de 2005, la IARC de la OMS clasificó la anticoncepción hormonal y la terapia hormonal sustitutiva propia de la menopausia como carcinógenas en seres humanos.

La menopausia

Las mujeres pasan su vida en un continuo estado de medicalización: la menstruación, el embarazo, el parto, el control de la fertilidad... y la menopausia. Estados que deberían ser considerados naturales pasan a estar controlados por las farmacéu-

---

de la libido, cambios de humor, depresión, etc.) les parecieron insoportables. Estos efectos secundarios son menores a los de la píldora anticonceptiva femenina que las mujeres llevamos décadas soportando (Dockrill, 2016).

ticas y por una patologización tal que acaba perpetuando un círculo vicioso de desconexión con nosotras mismas. Hacer que las mujeres teman el dolor es una forma clara de tenerlas bajo control porque para huir del miedo a sí mismas estarán dispuestas a aceptar que se manipulen sus cuerpos, sus hormonas, su salud en general.

La menopausia es una etapa natural de la vida por la que pasan todas las mujeres a partir de más o menos los 50 años. Se produce una serie de cambios hormonales (descenso en los niveles de estrógenos y desaparición de los ciclos hormonales) que suponen el final de su vida fértil. En los países occidentales, la menopausia se asocia con una pérdida del estatus social propio de la juventud y sus ideales de belleza y de la sexualidad.

> *Así, simbólicamente la menopausia está inevitablemente ligada con el final de la juventud, puesto que viene de la mano del fin de la época reproductiva, y existe una fuerte connotación peyorativa: con la menopausia aparece la idea del envejecimiento, y con ella, de la pérdida de la belleza y la funcionalidad. Los medios de comunicación nos bombardean continuamente con esta idea: si no eres joven, te quedas «fuera».* (García García, 2017: 225)

Desde que en el siglo XIX los médicos comenzaran a hablar más sistemáticamente sobre la menopausia, el cuerpo femenino se presentó como en crisis a partir de dicha etapa, porque ya no podía cumplir con el objetivo implícito en la vida de cualquier mujer: la reproducción. En el siglo siguiente se descubrió el estrógeno y su lugar en la fisiología reproductiva, por lo que la menopausia comenzó a definirse en tanto que enfermedad deficitaria. El célebre doctor Robert Wilson, cuyas investigaciones sobre la menopausia fueron patrocinadas por una farmacéutica líder en producción de estrógenos, fue el artífice de frases sexistas como:

Un hombre permanece hombre hasta el final. La situación con la mujer es muy diferente. Sus ovarios se tornan «inadecuados» en una fase de la vida relativamente temprana. Es el único mamífero que no puede continuar reproduciéndose después de la mediana edad (Wilson, 1963, citado por Fausto Sterling, 1985: 111).

Históricamente siempre se ha trazado una dicotomía entre mujeres y hombres, que muestra a las primeras como «víctimas de la naturaleza» (y por ello de las fluctuaciones de sus hormonas, como si los varones fueran inmunes a estas), poco racionales, esclavizadas por sus pasiones, pasivas y débiles; y los segundos serían «los civilizados», los racionales, que se guían por la mente, activos y fuertes. Este sistema dualista legitima la estructura de género de todas las sociedades patriarcales. La idea de anormalidad o de etapa deficitaria en la vida de las mujeres se muestra en contraposición a lo que es «normal»: el ciclo hormonal masculino, que no sufre (supuestamente) tantas variaciones. Definir la menopausia como un déficit trae de la mano su reconocimiento en tanto que proceso patológico, y por ello, necesitado de medicalización. Así, en las últimas décadas, en el mundo occidental se ha pasado de la aceptación del envejecimiento como tal a una total negación de este, intentando alargar la autopercepción de las mujeres como de eternamente jóvenes, lo que incluye disfrazar el período climatérico. Y esto conlleva que en la actualidad exista un tremendo *boom* de medicalización de mujeres en la menopausia, supuestamente porque el climaterio se relacionaba con mayor posibilidad de sufrir enfermedades como osteoporosis, Alzheimer, diabetes o hipertensión, entre otras. Sin embargo, dicha «prevención médica» se realizó en base a elucubraciones, sin que hubiera una investigación seria de por medio. El resultado es que, hoy por hoy, y después de realizarse varios estudios (Anderson et al., 2004) sobre el tema, se sabe que medicar con estrógenos en la menopausia no sirve absolutamente para nada, al contrario: aumenta el riesgo de cáncer de mama, aumenta el riesgo de enfermedades cardíacas y cerebrales, los sofocos tratados con placebo disminuyen en igual medida que los que se tratan con estrógenos, etc. (Valls-Llobet, 2009: 214). Por lo tanto, al considerar globalmente todos los efectos, el uso de hormonas femeninas en la menopausia y después de la misma, es posible afirmar que producen más perjuicio que beneficio para las mujeres que las han tomado. Además, están apareciendo voces críticas entre distintos sectores profesionales y organizaciones sanitarias públicas, como el Colegio de Médicos de Bizkaia o la Organización Médica Colegial de España, que desaconsejan el uso prolongado de productos hormonales tras la menopausia. Desmedicalizar la menopausia es fundamental porque se trata de una etapa más en la vida fértil de las mujeres, un momento de tránsito que ha de pasarse de la manera más natural posible.

En cuanto a los aspectos psicológicos, algunos estudios (Bochino, 2005; Rondón, 2008) demuestran que la depresión de las mujeres en época de la menopausia está influenciada notablemente por su ocupación, su estatus económico y su convivencia armónica de pareja. Así, las mujeres con personalidad equilibrada, con una buena autoestima, que se sienten satisfechas con su vida y su entorno, suelen experimentar menos síntomas que las que se sienten insatisfechas en estos aspectos. En un estudio realizado entre mujeres ceutíes (Pérez Melero et al., 2015), también podemos observar cómo las mujeres con menor nivel socioeconómico refieren una peor percepción de la calidad de vida tanto a nivel físico como psicológico. Por lo tanto, los síntomas como tal no son meramente psicobiológicos, sino que la percepción que se tiene de estos cambia con el nivel socioeconómico.

Existen diversas hipótesis que tratan de explicar por qué se producen las alteraciones psicológicas en la menopausia; una de ellas es que el estrés psicosocial puede afectar los valores de los esteroides gonadales, y por ello influir en el estado de ánimo (Couto Núñez y Nápoles Méndez, 2014). También se ha constatado que los factores sociales que inciden negativamente en esta etapa de la vida de las mujeres y que producen preocupaciones laborales, económicas y afines, pueden potenciar los síntomas psicológicos de la menopausia (Heredia Hernández y Lugones

Botell, 2007). Todo esto hace preguntarse a muchos/as autores/as si viene antes el huevo o la gallina: ¿las mujeres están psicológicamente exhaustas a causa de la menopausia, o lo están porque coincide con una época de mucha actividad en sus vidas, lo que las hace sentirse exhaustas y esto puede provocar que se achaque este cansancio a los síntomas de la menopausia? Del mismo modo, ¿qué viene antes: la bajada de estrógenos es la que produce depresión, o la depresión surge de no aceptar los cambios que se producen, buscando una imposible eterna juventud? Es, pues, una edad complicada por muchos factores, y no pueden atribuirse unos síntomas sin más, descontextualizándolos del entorno social y cultural de cada mujer en particular.

Por lo tanto, vemos cómo a las mujeres se las medica para huir de su naturaleza. A los hombres, para potenciarla: las mujeres aparecen como enfermas eternas, víctimas de sus inestables hormonas, los hombres como necesitados de medicamentos para potenciar su virilidad. Los varones son siempre definidos en términos de su sexualidad, esto es, socialmente se valora que se comporten de un modo sexual, «viril», y las mujeres serán los objetos —pasivos, sumisos— de esa sexualidad. La condición de ser mujer, así, se percibe como algo negativo, que debe de ser curado. La condición de ser hombre, como algo positivo, que debe de ser potenciado. Por consiguiente, los cuerpos femeninos se muestran fragmentados, y su sexualidad subyugada y fuera de su control.

> *Los cuerpos femeninos están tan fragmentados que no solo no reconocen sus propios síntomas, sino que acuden a diferentes especialistas, de forma espontánea, pensando que cada dolor de una parte de su cuerpo se ha producido por alguna «causa» diferente. Por desgracia, el papel del médico de familia [...] queda limitado por la falta de tiempo y de recursos de atención, y entonces se deriva en exceso al especialista, lo que contribuye a la fragmentación del cuerpo femenino (Valls-Llobet, 2006: 35).*

Además, el reduccionismo centrado en la salud reproductiva de las mujeres ha tenido como consecuencia la creación de servicios asistenciales con unidades de «salud de la mujer» que solo se centran en dichos aspectos, olvidándose de un plumazo de investigar las enfermedades más frecuentes entre el sexo femenino, esto es, la morbilidad diferencial, de la que hablaremos en breve. Existe una tendencia inconsciente por parte del personal sanitario a no diagnosticar las patologías de las mujeres, y sin embargo a medicalizar en exceso en los procesos fisiológicos (embarazo, parto, menopausia), en una especie de compensación retorcida. Es como si las mujeres solo existieran en tanto que seres destinados a la reproducción, pero encima, al ser la otredad, las raras, las no-hombres, se las mantiene en un estado perpetuo de enfermedad, y por ello han de ser medicadas para huir de su propia naturaleza (enfermiza, patológica), porque es un modo de dominarlas mediante el miedo, la fragmentación de sus cuerpos, y el fomento del desconocimiento de estos.

Medicina y androcentrismo en Occidente

Uno de los principales problemas al analizar cualquier cuestión de índole médica es partir de la premisa de que esta es una ciencia neutral, objetiva y libre de prejuicios, cuando nada más lejos. La medicina está atravesada por cuestiones de género, de prejuicios, y de androcentrismo: «la ciencia médica ha sido construida durante siglos, y casi hasta nuestros días, por varones de estratos sociales medio-altos en países de Occidente» (Ortiz Gómez, 2002: 32). Dice Marc Girard (2010: 7) que «la medicina ofrece un exceso de brutalidad que toca especialmente a la mujer» (traducción propia).

La medicina hegemónica excluye sistemáticamente a los sectores exentos de poder, como las mujeres, las personas con pocos recursos, o de determinadas razas. Todos los patrones culturales se han naturalizado de tal modo que aparecen incluso hoy en día como algo legitimado.

> *Hay una interacción dinámica y constante entre los sectores hegemónicos y subalternos de una sociedad, entre la cultura dominante y la/s*

> *dominada/s, produciéndose consecuentemente acomodaciones y transformaciones* (Esteban, 2003: 26).

Ginsburg y Rapp (1995: 3-4) hablan de «reproducción estratificada» para referirse a cómo se reproduce, dentro de los nacimientos, un orden social basado en jerarquías y privilegios que promueve desigualdades sociales (económicas, étnicas, de edad, de género, etc.): se favorece que algunas mujeres se reproduzcan pero otras no, con lo que unos grupos sociales tendrán más posibilidades para la reproducción. Y todas estas ideologías de género están inscritas, consciente o inconscientemente, en las prácticas biomédicas diarias.

Si el androcentrismo en la ciencia identifica lo masculino con lo humano en general, y al revés (equipara lo humano con lo masculino), hará, pues, de lo masculino la norma, con lo que la investigación usará una perspectiva que solo responderá a la experiencia y los intereses de los varones de la sociedad: en efecto, la perspectiva, desde el principio de la historia de la medicina, ha sido androcéntrica. El cuerpo femenino siempre se ha visto como menos perfecto, como algo deficitario: el útero no era más que una máquina, y los cuerpos de las mujeres se veían como inmaduros e infantiles, lo que explicaría su supuesta inferioridad física y social. El cuerpo del varón constituía la norma, el referente y el cuerpo humano por antonomasia:

> *La conformación del cráneo (...), el menor desarrollo de la laringe y la agudeza y el timbre de la voz; la ausencia de pelo en labio y barba; la exagerada labilidad del sistema nervioso; el mayor número de palpitaciones del corazón y la menor frecuencia de movimientos respiratorios; (...) el predominio de las funciones viscerales y vegetativas, no son sino rasgos infantiles* (Nóvoa, 1929: 179).

Por ello, la ciencia médica está repleta de «valores sexistas y metáforas que remiten a la discriminación de las mujeres» (Ortiz Gómez, 2002: 32). En realidad, «el androcentrismo y la tendencia a describir la patología humana a partir de las relaciones sociales establecidas entre los sexos sigue siendo una práctica corriente en la investigación» (Ortiz Gómez, 2002: 38).

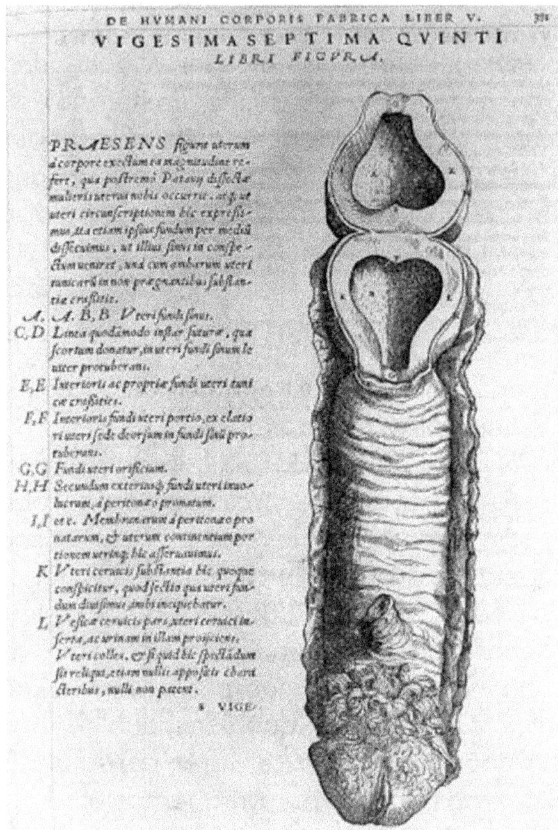

Figura 5. *Vagina representada como pene, Andrés Vesalio, De Fabrica, 1543.*

De hecho, a lo largo de la historia, la ciencia se ha empeñado en oponer inteligencia y feminidad, porque «detectaba una incompatibilidad entre la instrucción y la capacidad de procrear» (Ortiz Gómez, 2002: 36). Médicos como Gregorio Marañón opinaban que la función social «normal» de las mujeres estaría biológicamente marcada por su función reproductora, centrándose esta, pues, en la maternidad.

> *La relación entre el cuerpo femenino, la reproducción biológica y la medicina es claramente opresiva y la mujer se pierde en ella. [...] El simple control médico de la reproducción femenina contiene relaciones de género, clase y raza* (Wilkinson, 1996: 108).

Hasta el Renacimiento, la medicina veía a los genitales de las mujeres como la inversión de los genitales de los varones, que eran los normativos. Podemos encontrar androcentrismo hasta en las descripciones clásicas de los espermatozoides como activos, pequeños y eficientes, contrariamente a los óvulos, que serían pasivos, lentos y suaves (Martin, 1987). Así, la mayoría de conocimientos médicos provienen de la patología masculina. Solo a partir de los años 70, con el auge de los feminismos, comienza a plantearse la cuestión de que las mujeres enferman de modo diferente a los varones, de que existe un sesgo de género en la medicina misma, y de que los problemas sociales y culturales inciden a la fuerza en la salud de las mujeres. ¿Por qué se siguen considerando como inferiores o poco importantes los problemas crónicos que presentan las mujeres, por ejemplo?

Y si la visión androcéntrica en medicina tiene al varón como norma, los estudios clínicos se realizan en mayor medida con hombres (Valls-Llobet, 2009: 258), lo que excluye una perspectiva de género y produce inevitablemente sesgos en el momento del diagnóstico. Introducir la variable de la diferencia sexual en la investigación teórica es una asignatura pendiente en la investigación médica. Por ejemplo, para testar algunos productos químicos se han usado como patrón los varones de 20 años del ejército de EE.UU. (Valls-Llobet, 2009: 258). Los estudios del infarto de miocardio también se han realizado en torno únicamente a varones (Pedreira Pérez, 2016), por poner solo dos ejemplos (y a posteriori se ha demostrado cómo los síntomas de los infartos en las mujeres son diferentes, lo que dificulta su identificación). Por lo tanto, los varones aparecen como «la norma», las mujeres como los «no-hombres», esto es, como deficitarias porque «les falta algo». El varón es la norma, la mujer la excepción. El varón es el tipo, la mujer lo atípico.

En los libros de medicina las enfermedades no tienen sexo, como mucho, algunas patologías se describen como «más frecuentes» en hombres o mujeres. Únicamente se ha estudiado la salud reproductiva de las mujeres, sin dar valor al resto de afecciones que puedan experimentar. También es frecuente que se minimicen los datos de laboratorio para naturalizar la supuesta inferioridad de las mujeres:

> *En los análisis clínicos, los patrones de «normalidad» en los parámetros de análisis bioquímicos u hormonales se construyeron determinando la media de los valores encontrados en una población dada. [...] Dado que la mayoría de esta población estudiada estuvo formada por hombres considerados como patrón de la «normalidad», y con la presunción de que las mujeres eran iguales, se construyeron los primeros valores que se consideraban «normales»* (Valls-Llobet, 2009: 258).

Las mujeres sufren discriminación en todos los ámbitos: la educación, la representación política, el mercado de trabajo... y la salud, lo que tiene repercusiones negativas para el desarrollo de sus capacidades y su libertad de elección. Se observa además que las personas poseen distintas oportunidades y recursos relacionados con la salud en función de su clase social, género, territorio o etnia, lo que se traduce en una peor salud por parte de los colectivos menos favorecidos. De igual manera que la salud de los pueblos constituye un exponente de la desigualdad entre países ricos y pobres, también es un reflejo de la desigualdad que existe entre mujeres y hombres de todas las poblaciones (Antolín, 1997: 7).

> *Los efectos del patriarcado sobre las desigualdades en salud son en gran parte desconocidos y no han sido muy estudiados, pero la dinámica de la producción de estos efectos se reduce a un patrón circular. Empieza por una etapa de reproducción de las estructuras patriarcales de la sociedad, que contribuye a continuar una sociedad patriarcal que mantiene la hegemonía de la masculinidad. Esto a su vez provoca abusos del género dominante en las relaciones humanas, apoyando las desigualdades basadas en el poder, lo que resulta a su vez en las desigualdades sociales y de salud* (Cifre Gallego et al., 2015: 40).

Por ejemplo, las enfermedades cardiovasculares están entre las primeras causas de muerte entre las mujeres (según la página del INE[19]) pero esta circunstancia aún se encuentra invisibilizada, dirigiendo la prevención de las enfermedades coronarias principalmente a los varones.

> *El momento del diagnóstico está a veces alejado de la verdad porque los sesgos en la forma de investigar, y la docencia que han recibido los profesionales de la medicina y de la psiquiatría, los sesgos que han hecho a las mujeres invisibles para la ciencia, las han convertido en elementos inferiores en el campo de la investigación* (Valls-Llobet, 2009:277).

Son interesantes en este contexto los informes de la ONU de los índices de desigualdad de género, que son indicadores que miden dichas desigualdades en tres aspectos importantes del desarrollo humano: la salud reproductiva, el empoderamiento y la situación económica. España está situada, en el último informe (UNDP, 2019) en el puesto 25. Desde luego, la desigualdad de género, que sitúa a las mujeres en una posición de subordinación en la sociedad, con un poder limitado sobre sus propias vidas y las de la comunidad, constituye uno de los principales obstáculos para gozar del derecho a la salud (Antolín, 1997: 13). De hecho, los problemas de salud de las mujeres son a menudo trivializados por los profesionales, encontrando que con demasiada frecuencia estos se etiquetan como «psicológicos» sin más. Es decir, en la primera atención es mucho más probable que los síntomas de las mujeres se atribuyan a síntomas psicosomáticos o a problemas menos serios que los de los varones: es así en un 25 % de los casos (Bernstein, 1991).

Si no existe (o no se detecta) ninguna evidencia que justifique una enfermedad, se suele hablar de «psicologización» para hacer referencia a cómo esta proviene de factores psicológicos (Wilkinson, 1996). A veces esto sucede porque el profesional no tiene suficientes conocimientos o suficientes recursos. Pero también la eva-

---

[19] Pueden consultarse las causas de muerte y muchos otros factores más en *http://www.ine.es/jaxiT3/Tabla.htm?t=7947*.

luación del/ de la médico/a puede estar condicionada por el género del/ de la paciente. En los manuales de medicina más antiguos siempre se puede encontrar una descripción de las mujeres en términos como «débil», «irracional», «desequilibrada», «quejica», etc. Es como si las enfermedades de las mujeres, por defecto, fueran psicosomáticas... hasta que se demuestre lo contrario.

Por lo tanto, uno de los principales obstáculos para lograr un estado de completo bienestar (físico, mental y social) es la desigualdad: no solo influyen las características biológicas en la salud, sino también el contexto cultural, social, económico y político en el que se vive.

Diversos estudios señalan que las diferencias y desigualdades de género, junto con la posición socioeconómica, son las mayores causas de inequidades en la salud y en la provisión y la salud de los servicios sanitarios (Borrell et al., 2004: 37).

Los programas y proyectos de cooperación sanitaria deberían incidir en la necesidad de adoptar una perspectiva de género y elevar la conciencia de género sobre el derecho de acceso y control de las mujeres a los servicios de salud.

Para hacer visibles los problemas de salud de las mujeres, para mejorar y ampliar la cobertura de los servicios sanitarios y de atención a la salud para que respondan a esas necesidades antes invisibles, para conseguir el acceso a las mujeres a la información y los medios para la protección y el cuidado de su salud, es necesario que las mujeres tengan capacidad de decisión sobre su salud y sobre la determinación de necesidades, el establecimiento de prioridades, la planificación de acciones, el seguimiento de programas y la evaluación de intervenciones (Antolín, 1997: 49).

Sería necesario que se usaran en las ciencias de la salud indicadores de género, que son instrumentos que sirven para medir el impacto de las acciones en la situación de las mujeres y en las relaciones entre los géneros. Algunas de las variables generales que habría que analizar para definir estos indicadores son: enfermedades que afectan a las mujeres en particular, principales causas de mortalidad femenina, acceso a los servicios sanitarios, indicadores de morbilidad, participación de las mujeres en los órganos de decisión, etc[20].

Sesgos y estereotipos de género

En muchos países, desarrollados incluidos, no existía hasta hace poco datos estadísticos diferenciales sobre morbilidad y mortalidad según el sexo, con lo que resultaba imposible extraer conclusiones sobre las posibles diferencias.

> *Hasta hace no muchos años era poco frecuente la inclusión de sujetos femeninos en los estudios clínicos aduciendo que, con la edad, presentaban múltiples problemas de salud, lo que entorpecía la investigación* (Sánchez López, 2003: 4).

Así, repasando trabajos médicos al azar, podemos ver que en su mayoría:

- Las encuestas solo se hacen a sujetos masculinos.

- En los libros de texto, solo se citan datos relativos a la población masculina.

- Los datos de mujeres solo aparecen citados cuando se refieren a la salud reproductiva.

Los estereotipos de género existen en todas las culturas, si bien cada cultura tiende a reinterpretarlos, lo que demuestra que las percepciones que tenemos sobre los géneros están socialmente construidas. Se perciben como verdades objetivas e influyen de forma decisiva sobre las actitudes, las creencias y las conductas. Los estereotipos de género se aprenden con la

---

[20] En Andalucía existe una «Guía de indicadores para medir las desigualdades de género en salud y sus determinantes» (Escuela Andaluza de Salud Pública, 2015), clasificada por la propia Junta de Andalucía de «novedosa», y que se está usando en tanto que modelo a seguir para analizar la salud de las mujeres con una perspectiva de género en otras autonomías. Resulta muy positivo que estén apareciendo este tipo de documentos, aunque aún sea de un modo minoritario.

socialización, así que con tan solo dos años un niño ya estará influenciado por estos.

En general, las desigualdades en salud están marcadas por estereotipos de género, y solo se superarán estas desigualdades cuando se frene la perpetuación de dichos estereotipos, se avance en el protagonismo de las mujeres respecto a su propia salud y se difundan las aportaciones en distintos temas sobre la salud de las mujeres. Además, los estereotipos de género que tengan las mujeres y hombres en nuestra sociedad afectan no solo a los y las pacientes sino también a los y las profesionales de la salud, esto es, a la asistencia sanitaria en general.

En cuanto a los sesgos en investigación, estos pueden darse de distintas índoles, como cuando se seleccionan a propósito sujetos que tienen más probabilidades de generar los resultados deseados, o como cuando se realizan sistemáticamente errores, no se tienen en cuenta todas las variables posibles, y esto deriva en resultados equívocos, etc. Dentro del estudio de los sesgos de género en medicina, actualmente la investigación está estructurada en dos áreas básicas: el sesgo en la investigación médica y el que se produce en clínica (Ruiz-Cantero, 2007: 46-53). En la investigación médica podemos encontrar los siguientes sesgos de género[21] (Valls-Llobet, 2002: 202):

- Organización sanitaria androcéntrica.

- Estereotipos de género.

- Sesgos en investigación.

- Sesgos en prevención y promoción de la salud.

- No valoración de las condiciones de vida y trabajo.

- Ausencia de investigación en morbilidad diferencial, evolución y tratamientos.

---

[21] De hecho, dice Valls-Lobet (2009) que, en realidad, aunque usamos el término «sesgos de género», este tampoco es del todo apropiado, porque parecería aludir a que estos son meras «desviaciones» de la norma, cuando en realidad forman parte de un problema absolutamente estructural. El término se quedaría corto.

Y en cuanto a los sesgos de género que se suelen aplicar específicamente en torno a la salud femenina (Valls-Llobet, 2009: 31):

- Invisibilidad de las mujeres en la investigación y con la tendencia a aplicarles tratamientos o vacunas que no han sido investigados. Por ejemplo, se comenzó a vacunar a niñas de 11 años del papiloma humano sin haber realizado antes las investigaciones pertinentes, lo que ha causado graves problemas de salud e incluso en algunos países (como Japón), se ha llegado a prohibir la vacuna[22].

- Dificultad para obtener diagnósticos, sesgo en los procedimientos de exploración.

- Invisibilidad de las quejas y los síntomas.

- Tratamientos, que pasan de la asistencia a la medicalización.

- Reduccionismo de las etiologías.

Evidentemente, excluir sistemáticamente a las mujeres y sus problemáticas particulares de las investigaciones científicas se relaciona con la percepción que se tiene de la mujer en relación con las variaciones de la norma, representada por los varones, como ya hemos visto. La igualdad de género en salud pretende la igualdad de hecho y de derecho de hombres y mujeres e implica la eliminación de toda forma de discriminación en el ámbito de la salud generada por pertenecer a cualquier género. Así mismo, significa que los servicios de salud se ofrezcan considerando que mujeres y hombres enferman de manera diferente y responden de distinto modo a los tratamientos. De hecho, la mayoría de enfermedades que afectan a las mujeres no han sido estudiadas de forma específica como las de los hombres, y las mujeres autoperciben su salud como de peor calidad.

---

[22] En España existe una Asociación de Afectadas por la Vacuna del Papiloma: http://asociacion.aavp.es.

Uno de los ítems más eficaces en las encuestas de salud de la población es el término de «salud percibida», que es la valoración que cada ser humano hace de su propia salud. [...] Las mujeres valoran peor su salud que los hombres (Valls-Llobet, 2009: 108).

Resulta también curioso, dentro del tratamiento de la salud de las mujeres, lo que se denomina «paradoja mortalidad/morbilidad», según la cual las mujeres viven más, pero tienen peor salud.

Para todas las edades, las mujeres autoperciben su salud peor que los hombres, considerándola como regular, mala o muy mala en un 35 % de los casos, frente al 28 % de los hombres. Estas diferencias según género se agudizan conforme aumenta la edad. En ambos sexos, la educación, los ingresos y la urbanización contribuyen positivamente a una mejor apreciación del nivel de salud (Hernández Pedreño, 2002: 248).

También podemos encontrar todos estos tipos de reduccionismos en el diagnóstico, que conducen a minimizar la mayoría de las patologías de las mujeres y a que el diagnóstico no revele lo que ocurre de verdad (Valls-Llobet, 2009: 278-291):

- Reduccionismo al considerar que los problemas de salud de las mujeres son similares a los de los hombres (por ejemplo, al no incluir a mujeres en los estudios clínicos).

- Reduccionismo al creer que las mujeres están protegidas por sus diferencias (por ejemplo, al pensar sin ninguna evidencia que las hormonas protegen a las mujeres de los infartos de miocardio).

- Reduccionismo de las diferencias al ser vistas como no-hombres (no se suelen incluir en las investigaciones de salud las relaciones de poder y los estereotipos de género).

- Reduccionismo etiológico sociocultural (hay que tener en cuenta la morbilidad diferencial en los diagnósticos).

- Reduccionismo reproductivo (reducir la salud de las mujeres solo a la salud reproductiva, como si esta fuera la única diferencia).

- Reduccionismo psicológico y/o psiquiátrico (la mirada androcéntrica hace que se asegure que las mujeres padecen más patologías psiquiátricas sin haber analizado el porqué; por ejemplo, muchas enfermedades endocrinológicas causan cuadros ansiosos depresivos).

- Reduccionismo alternativo (las medicinas alternativas pueden acabar produciendo más mal que bien).

- Reduccionismo de la discriminación (hay que tener siempre en cuenta cómo influyen variables como la etnia, la clase social, la exposición a sustancias contaminantes, etc.).

- Reduccionismo sociológico y de las conductas de los profesionales (los que elaboran el diagnóstico en la atención primaria a las pacientes están influenciados por sus propios prejuicios y estereotipos de género).

La salud es un bien de interés público, un derecho fundamental, y lograr la igualdad entre hombres y mujeres en la salud debería ser incluido en políticas públicas de salud que la promuevan y garanticen. Así,

> *Un movimiento para los derechos de salud reproductiva de las mujeres debe incorporar un reconocimiento a las propias habilidades de las mujeres para buscar estrategias en cualquier situación histórica. Las agencias internacionales o las asociaciones pueden ayudar a las mujeres a crear espacios locales de autonomía, a argumentar contra los supuestos fundamentalistas que limitan su acceso a las decisiones sobre su reproducción y a proveer recursos necesarios para educación, anticonceptivos, fondos para medicinas y oportunidades de empleo (traducción propia)* (Baer et al., 2003: 304).

La perspectiva de género como enfoque teórico y metodológico permite analizar y comprender las características que definen a las mujeres y a los hombres de manera específica, sus semejanzas y diferencias. Por ello, en el contexto de la salud, solo teniendo en cuenta dichas características, similitudes y diferencias, se podrá garantizar el derecho a la salud comprendiendo cómo aplicarlo de manera adecuada.

Resulta ilustrativo que en el Plan de Calidad del Sistema Nacional de Salud se afirme que las desigualdades de género en salud y en la atención prestadas por los servicios sanitarios afectan a hombres y mujeres, pero perjudican en mayor medida a las mujeres no solo por causas sociales sino también por la forma en que están organizados los servicios, razón por la que debe promoverse el conocimiento sobre las desigualdades de género en salud y fortalecer el enfoque de género en las políticas de salud (López Villar, 2011: 8).

Para una correcta promoción de la salud bajo una perspectiva de género, hay que tener en cuenta:

- Los aspectos culturales y las creencias de la población.

- Es más importante siempre priorizar la prevención sobre la curación, en el aspecto biológico, teniendo en cuenta la morbilidad diferencial, de la que ya hemos hablado.

- Hay que tener en cuenta que los estereotipos de género siempre prevalecen a nivel psicológico, por lo que no hay que desestimar el daño que estos pueden hacer.

- A nivel social, las mujeres tienen en general peores condiciones de vida y de trabajo, soportando dobles jornadas (o más bien dobles presencias), con la responsabilidad del cuidado de niños y ancianos, muchas veces sin apoyo.

- Por último, en el ámbito medioambiental, existen cada vez más evidencias de cómo muchas sustancias actúan como disruptores endocrinos[23], y estos, al ser liposolubles,

---

[23] Los disruptores endocrinos son un tipo de sustancia química capaz de alterar el equilibrio hormonal del cuerpo humano. Pueden encontrarse en productos cosméticos, de limpieza, e incluso en alimentos.

afectan en mayor medida en las mujeres (INSHT, 2007: 3), a causa de cómo se distribuye la grasa en los cuerpos femeninos respecto a los masculinos.

Por lo tanto, la atención sanitaria hacia las mujeres debe cambiarse en todos los aspectos, teniendo en cuenta la morbilidad diferencial (Valls-Llobet, 2006: 312-313):

- Biológicamente, considerando las diferencias entre hombres y mujeres y sabiendo dirigir correctamente las medidas de prevención respecto a estas últimas.

- Psicológicamente, reparando en que los estereotipos de género donde más agreden es a nivel psicológico, por lo que internalizar aunque sea a nivel subconsciente estos estereotipos supone una gran lacra para la salud: la ansiedad y la depresión surge en gran medida en las mujeres por esta lucha contra las normas impuestas que las hacen ser invisibles e inferiores desde la niñez, lo que daña gravemente la salud mental.

- Socialmente, hay que recordar que las mujeres siguen siendo las principales cuidadoras de los familiares, realizando dobles y hasta triples jornadas de trabajo, que a nivel social no son tenidas en cuenta, como si no tuvieran ningún valor. La sobrecarga de trabajo, a su vez, hace mella en su salud mental y física.

UN PARTO NECESITA ASISTENCIA

¿Por qué las hembras de todas las especies mamíferas paren solas, y sin embargo las humanas parecen tener más dificultades, lo que las hace requerir de cierta ayuda, lo cual podría a su vez ser el origen de las matronas y demás oficios afines? Una posible respuesta podría ofrecerla la hipótesis del «dilema obstétrico» (Washburn, 1960): según esta, la bipedestación es posible gracias a la pelvis estrecha, pero por otro lado, una pelvis estrecha dificulta el parto y limita el tamaño de la cabeza del bebé:

Las tensiones ejercidas por la bipedia y el parto resultan conflictivas. El bricolaje evolutivo resultante de este conflicto ha conducido a una transformación particularmente original de las paredes de la pelvis (Berge, 1991: 231).

La evolución, en efecto, trajo de la mano la bipedestación. Para poder caminar con dos piernas, los seres humanos no pueden tener una pelvis demasiado grande, lo que produce que el canal de parto de las mujeres tenga una forma chata, no como sucede por ejemplo en los chimpancés, donde podemos observar cómo, al tratarse de cuadrúpedos, el canal de parto se encuentra en línea recta, el útero alineado con la vagina, con lo que el momento del parto resulta mucho más sencillo: la cría de chimpancé nace sin flexionarse y con la cara mirando a su madre, que puede extraerlo sola y sin grandes dificultades.

Las monas paren sentadas sobre las patas posteriores o apoyándose en las cuatro patas. Cuando la cría está saliendo del canal del parto la madre puede agacharse y ayudar a nacer a su hijo tirando de él con las manos, limpiándole la nariz y la boca de las mucosidades para que pueda respirar mejor y liberándole del cordón umbilical, si es que este se le enreda alrededor del cuello. Por otra parte, las crías recién nacidas de los monos nacen con suficiente fuerza y madurez para colaborar de forma activa en su propio nacimiento. Una vez que sus manos quedan libres pueden sujetarse de los pelos de la madre (Campillo Álvarez, 2007: 168).

La bipedestación trajo consigo ciertas modificaciones en la estructura de la pelvis: la vagina no está alineada con el útero, sino que forma un ángulo recto con este, así que el canal de parto presenta distintas dimensiones y dificultades en cada zona, el bebé (cuya cabeza mide unos 35 cm de diámetro aproximadamente), para salir, va realizando diversas rotaciones con su cuerpo, lo que hace que el parto humano resulte un acto complejo y largo. Un parto humano dura de media nueve horas frente a las dos que suele durar el de cualquier primate (Shipman, 2014: 38).

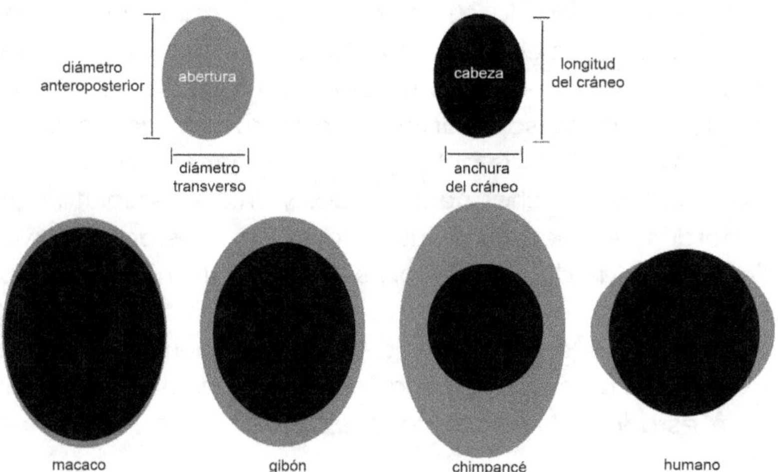

Figura 6. *Comparativas entre los tamaños de las cabezas de los bebés y las pelvis de sus madres en distintas especies.*

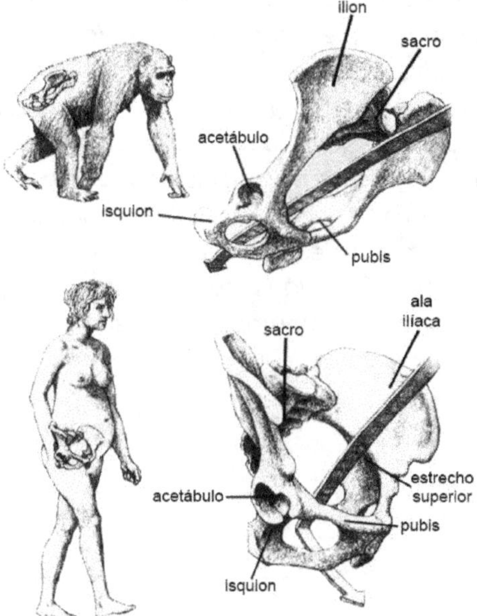

Figura 7. *Comparativa de la anatomía de la pelvis y los movimientos necesarios para pasar por el canal de parto en una hembra de chimpancé y en una humana.*

La evolución no pudo dedicarse a aumentar el volumen del encéfalo sin resolver la cuestión de cómo parir una cabeza de ese tamaño. La selección natural resolvió el problema pariendo a seres con el cerebro a medio desarrollar: los partos de las hembras humanas son partos prematuros desde un punto de vista zoológico. Así, los bebés humanos nacen en estado altricial, esto es, con muchas necesidades y en una absoluta indefensión, porque si salieran de sus madres en el estado equivalente al de otras crías de mamíferos, sencillamente no cabrían por el canal de parto. Los chimpancés alcanzan en torno al 40-50 % del desarrollo cerebral dentro del útero, los humanos tan solo el 25 - 30 %. Los chimpancés, a las dos semanas de vida, ya muestran un estado de independencia sorprendente respecto a sus madres.

> *El parto en la mujer, aunque puede ocurrir en solitario, normalmente precisa de la asistencia de otra persona. A causa de la bipedestación los huesos de la cadera han sufrido modificaciones con respecto al resto de primates y el canal del parto forma angulaciones; además el útero forma un ángulo recto con la vagina. El feto debe realizar una serie de rotaciones de la cabeza y de los hombros para avanzar por ese tortuoso pasadizo. Al nacer, la coronilla de la cabeza del feto se apoya en el pubis de la madre. Esta solo ve de su hijo la parte posterior de la cabeza. En esta posición, si la madre intentara ella sola ayudar a su hijo a nacer, podría dañarle la médula espinal a causa de la extrema flexión de la columna vertebral. También resultaría muy difícil para la propia madre desanudar el cordón umbilical de su hijo si lo trajera liado al cuello* (Campillo Álvarez, 2007: 173).

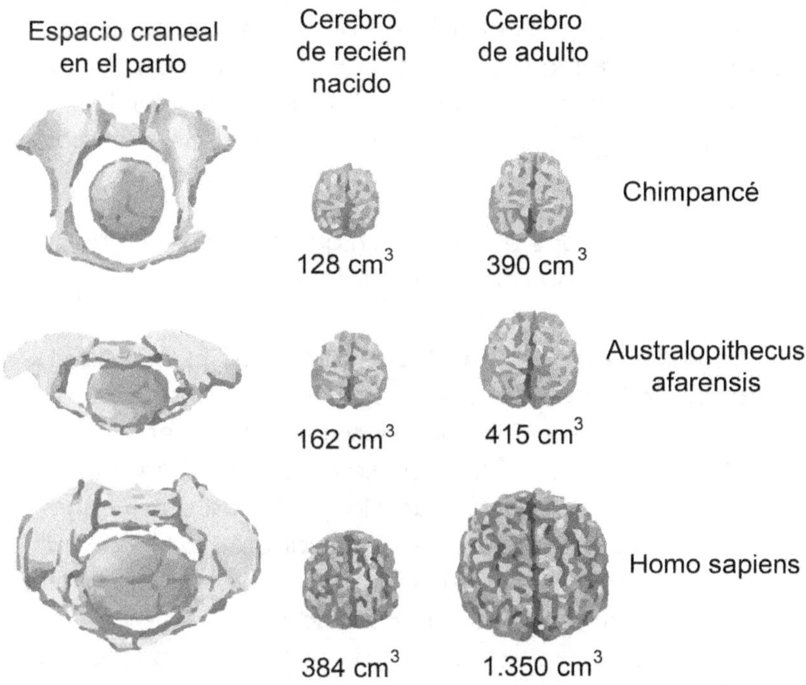

Figura 8. *Comparativa entre el tamaño del cerebro de recién nacido y de adulto y el tamaño del canal de parto en diversas especies.*

Los humanos nacemos inacabados, mucho más indefensos, con muchas más necesidades, y tras partos muy largos: con los gritos de la parturienta y su completa incapacidad para defenderse, sumados al olor de la sangre y resto de líquidos, la mujer resulta una presa fácil si no existe un entorno protector: «El parto asistido es una costumbre universal en *Homo sapiens sapiens* y sin este patrón de conducta hubiera sido muy difícil que nuestro cerebro evolucionase» (Campillo Álvarez, 2007: 177).

Es lógico, pues, dadas las circunstancias particulares y la ventaja evolutiva que supone, que el grupo esté pendiente del proceso, y que surgiera lo que Trevathan (1997) llamó la condición de «partera obligatoria» (*obligate midwifery*), es decir, la característica universal de buscar asistencia en otras personas en el momento del parto (ya sea familiares, amistades, o profesionales: parteras, matronas, obstetras), como mecanismo de compensación para enfrentarse a algunos de los riesgos del parto, lo que habría reducido la mortalidad materna y neonatal. Los partos difíciles requieren de ayuda, y se convierten de ese modo en actos sociales.

Podemos decir que existen dos hipótesis enfrentadas que explican el denominado «dilema obstétrico»:

- En primer lugar, la **hipótesis obstétrica**. Esta sitúa el enfrentamiento y la necesidad de equilibrio evolutivo entre la locomoción y la capacidad de tener bebés: el tamaño craneal del niño se adaptó al diámetro de la pelvis que necesitaba la madre para mantener su locomoción bípeda sin acarrear problemas de supervivencia. Pero existe un problema: estudios actuales (Dunsworth, 2012) han demostrado que el mayor ancho de pelvis no se relaciona con una bipedestación eficiente. ¿Por qué la selección natural no eligió caderas más anchas, si esto no interfería en la bipedestación?

- Para contestar a esta última pregunta, Robert Martin (1994) propuso la **hipótesis energética**, que rechaza el límite establecido por el ancho de las caderas de una humana parturienta y establece el límite en otro punto: en el punto a partir del cual la madre no puede seguir alimentando al bebé sin que suponga riesgo para su propia supervivencia, es decir, la energía que la madre puede proporcionarle al feto. La hipótesis rechaza la idea de que el tamaño craneal del que va a nacer se haya adaptado a la pelvis materna y postula que el tamaño de la pelvis se ha adaptado de forma suficiente al tamaño del encéfalo posible. El bebé nacería, entonces, en el momento en que deja de ser sostenible por parte del metabolismo de la madre.

Sea por una causa u otra, los humanos nacen antes de estar maduros, en un proceso complejo y largo, que requiere de asistencia porque entraña dificultades no solo para la parturienta sino para la supervivencia de su grupo, y que además trae de la mano un gran número de cuidados postnatales. Es, quizás, el precio que tenemos que pagar para tener el encéfalo del tamaño que tenemos. Es el precio de la inteligencia.

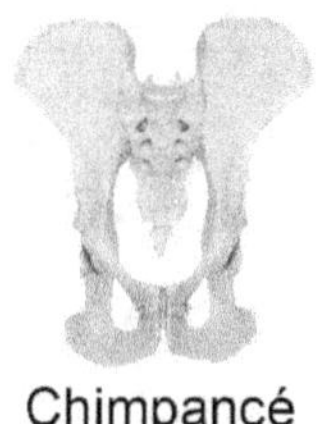
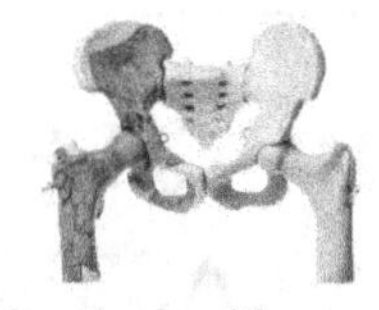
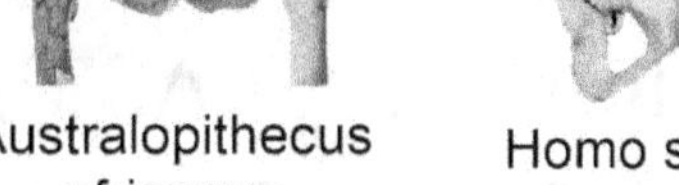
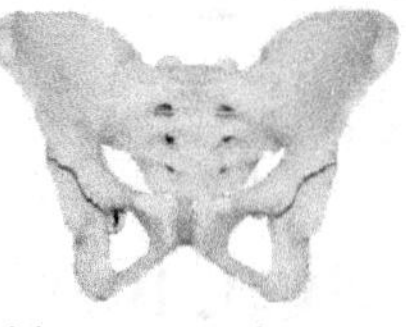

Figura 9. *Comparativas de las pelvis de tres especies diferentes.*

CAPÍTULO III. UNA APROXIMACIÓN EMOCIONAL A LAS PRÁCTICAS Y SUS CONSECUENCIAS

O sea, ella me tiró del cordón y me noté que me la arrancaba de dentro, o sea, noté un dolor increíble, mucho más doloroso que cualquier otro momento del parto, cuando ella me estiró la placenta, y lo recuerdo como... yo ya estaba con mi niña encima, y llorando de dolor, no de emoción ni nada. De dolor. Solo esperó cinco minutos para sacar la placenta desde que nació mi hija.

(«Bea», madre de una hija).

Esta última parte es, quizás, la más compleja y la que seguramente se vaya a quedar más incompleta, porque harían falta varios libros únicamente para recopilar testimonios de madres y profesionales de la salud en torno a este tema. Así que vamos a intentar analizar de la manera más resumida posible cuáles son las intervenciones más comunes, en qué consisten y cómo y por qué se realizan, ordenándolas en la medida de lo posible cronológicamente. Este capítulo es también de vital importancia porque habla de emociones, de incomprensión, de vulnerabilidad, de sensaciones ambiguas, de consecuencias –a veces leves, a veces dramáticas–. De cómo la violencia obstétrica se lleva por delante lo que deberían haber sido instantes mágicos e inolvidables.

INTERVENCIONES EN EL EMBARAZO

Cuando una mujer se queda embarazada, y acude a la matrona o al/la obstetra para la primera visita, empieza el proceso de patologización de su estado. En efecto, se le realizarán análisis, muchas ecografías «de recreo», pruebas molestas (ingesta de glucosa para descartar diabetes gestacional, exudado vaginal y anal para detectar la presencia o ausencia del estreptococo, etc.) o directamente inútiles (monitorizaciones continuas al final del embarazo que solo están indicadas para fetos con cardiopatías, por ejemplo).

El momento de descubrir que una está embarazada puede ser muy dispar, según las experiencias emocionales y las vivencias de cada mujer.

Una emoción muy habitual es el miedo, sobre todo en madres primerizas. En un estudio realizado en Inglaterra con más de 1200 mujeres embarazadas (Green et al., 2003), se observó una preocupación muy común respecto a la propia salud, a los aspectos médicos, socioeconómicos y relacionales. *Happymoon* me contó cómo vivió todo el embarazo con miedo:

> *O sea, el embarazo lo llevé así como con mucho miedo, de que no fuera a ir bien, de que no llegara al final... Cuando me hicieron el triple screening este salió un porcentaje altísimo de que iban a ser síndrome de Down los dos o algo así, pues tenía mucho... y hasta el final no quería yo pensar ni en el parto ni en nada.*

Ese miedo suele ser igualmente muy común en mujeres que han pasado por un aborto anterior. En estudios en mujeres que habían experimentado pérdidas de embarazos anteriores estas expresaron cómo temían que se produjera una nueva pérdida, así como el estrés que suponía cada visita sanitaria, pues siempre temían recibir malas noticias (Côte-Arsenault y Bidlack, 2001). Las mujeres que han pasado por abusos sexuales en la infancia igualmente pueden vivir el embarazo con miedo, sobre todo anticipándose al parto, como *Maicha*:

> *Me sentí expuesta. Y yo aparte tengo un historial de abuso de pequeña, y a mí la postura tan abierta, tanta gente que no conoces, por allí entran y salen, me sentí muy expuesta. Y me pasa en otras revisiones ginecológicas, que no tienen nada que ver con el parto, por la postura, por la... sentirme expuesta.*

Una vez detectado el embarazo, empieza a funcionar la maquinaria sanitaria. Según la *Estrategia de Atención al Parto Normal*

(OSM, 2012: 36), desde el principio las mujeres y sus parejas deberían disponer de toda la información necesaria sobre cómo es el proceso del embarazo y el parto desde un punto de vista fisiológico, con el fin de intentar que no vivan estos momentos con miedo, incertidumbre y desorientación, y para que el embarazo se disfrute. Tanto en la sanidad pública como en la privada, las mujeres se realizan diversas pruebas para confirmar que todo está funcionando correctamente: analíticas, ecografías, test de O'Sullivan, triple screening, exudado vaginal y anal para detectar si hay presencia de estreptococo, etc.

El triple screening es una prueba que se realiza en el primer trimestre, para valorar el riesgo de cromosomopatías, combinando tres marcadores bioquímicos presentes en la sangre de la madre: PAPP-A (alfa-fetoproteína, proteína producida por el feto), beta-HCG libre (gonadotropina coriónica humana, la hormona de embarazo, producida por la placenta), y estriol libre (estrógeno, producido tanto por el feto como por la placenta). Cuando el triple screening arroja resultados alterados, algunas mujeres deciden realizarse una amniocentesis, es decir, una punción para extraer una muestra del líquido amniótico, destinada a detectar defectos congénitos con mucha más precisión que el triple screening, cuyos resultados son estadísticos o aproximados. *Besly* cuenta:

> *El problema fue el triple screening, para mí fue un antes y un después, me dio un porcentaje muy alto, muy muy alto, y me asusté mucho, me asustaron mucho, yo no sabía cómo hacerles entender que me daba igual, que yo no iba a cortar eso, que no quería un Down, por supuestísimo que no, pero que yo no iba a dejar que no viviera, pero claro, yo esto no quería discutirlo con nadie, entonces todo el mundo me decía «¿y qué vas a hacer?» y yo «vamos a ver, cuando sepa lo que hay, veré, me estoy informando sobre las pruebas de análisis de sangre», que aunque eran una pasta, pero... bueno, por lo*

> *menos no era la amniocentesis, pero no recogían sangre en Navidad, así que me volví a repetir el triple screening, dio menos porcentaje pero aun así dio entre 1 de 250, la otra una de las partes era 1 de 50. Y tuve que hacerme la amniocentesis.*

Al final del embarazo, muchas gestantes relatan cómo se les hace una maniobra de Hamilton, esto es, aprovechando un tacto vaginal, despegar con los dedos las membranas amnióticas de las paredes del útero. Esta maniobra se suele utilizar para ayudar a inducir el parto, porque produce un aumento de la producción local de prostaglandinas. Se trata de una técnica muy controvertida, ya que no solo está desaconsejada por la OMS, sino que resulta dolorosa y no existen estudios que respalden su eficacia (Gilart Cantizano et al., 2016: 2). Además, el problema es que muchas veces se realiza sin informar, como a *Adriana*:

> *Me hizo una maniobra de Hamilton sin consultarme, sin decírmelo, me dice «voy a ver qué tal estás», y me hizo directamente una maniobra de Hamilton y lo sé porque me dolió horrores, y a mí nunca me había dolido un tacto, nunca, de los pocos que me habían hecho porque sí es cierto que nunca me habían hecho un tacto los ginecólogos hasta ese día, no me habían tocado nunca, o sea, me habían visto con un eco-doppler, me habían visto con el ecógrafo, pero nunca me habían hecho un tacto en todas las revisiones que se me hicieron ya en el tiempo de monitores. Y claro, me quejé, le dije «por lo menos avisa que me va a doler», y dice «es que si os aviso, os ponéis peor», y digo «pues no, quizás si avisas me preparo para recibir el dolor y lo soporto mejor».*

La maniobra de Hamilton puede producir contracciones, dolor, hemorragias y rotura prematura de membranas. Hoy por hoy, se suele realizar de manera protocolaria cuando la embarazada cumple 40 semanas de gestación, e incluso antes.

Nessi, que además es médica, tampoco se libró: sus propios colegas del hospital le hicieron la maniobra de Hamilton sin avisar.

> *Y en la segunda no me lo pidieron, y salí llorando de la consulta. No me acordaba, se me había olvidado. Salí llorando de la consulta porque empecé a sangrar, entonces ya me empecé a acojonar, claro. Pero vamos, que me hicieron la maniobra de Hamilton por la mañana y por la tarde ya había nacido. De hecho, se lo dije mientras me la hacía: «¿me estás haciendo un Hamilton? Pero hombre, habérmelo dicho, joder», y me hizo un daño... Y salí llorando de la consulta, llorando como una magdalena... Me dijo que porque ya estaba a término y por ponerme de parto...*

Las revisiones del embarazo son momentos donde las mujeres aprovechan para preguntar dudas, transmitir sus miedos, y en general tener un contacto con los profesionales sanitarios. Muchas mujeres se encuentran ignoradas y maltratadas en dichas consultas. *Kokoritza*, por ejemplo, cuando recibió el diagnóstico de embarazo con VIH se sintió extremadamente maltratada. *Júlia* también se sintió mal, porque le dieron consejos nutricionales contrarios a la evidencia científica, al ser ella vegetariana. Con *Txu* se equivocaron con los resultados de su analítica:

> *Y luego lo que era la tocóloga y eso... fatal, fatal, fatal, además conmigo se equivocó en la lectura de la analítica, total, que yo al final acabé teniendo un hipotiroidismo porque ella me cambió el tratamiento porque interpretó mal los niveles... bueno, un desastre. Siempre rápido, no hacerte caso... Y de hecho, yo una de las veces ya le dije que estaba así como molesta en la tripa, que ya eran las primeras contracciones, porque ya sabes que yo tuve así todo este lío en el embarazo, y «es normal, es normal»...*

A veces, las meras preguntas en las consultas del embarazo no son bien recibidas. Por ejemplo, a *Alexia* la «trataton de tonta para arriba» por su preocupación a causa de una operación anterior de quistes en el vientre, cuyas cicatrices *Alexia* temía que se abrieran.

Otras veces, las mujeres son reprendidas por haber aumentado de peso en el embarazo más de la cuenta. Según la investigación de Stotland et al. (2010), hay una necesidad de mejora en el entrenamiento de los profesionales (matronas y ginecólogos) para ofrecer consejos nutricionales, incluyendo técnicas de comunicación y estrategias que no estigmaticen o causen ansiedad a las embarazadas. El problema es que muchas mujeres durante el embarazo sienten ansiedad por no ser capaces de engordar solo lo que está «permitido», lo que además influye negativamente en la autoimagen de las mujeres en el embarazo, como le pasó a *Bac*:

> *En el segundo embarazo yo recuerdo que esto no he gustado nada aquí, que el médico me ha dicho que soy gorda, que no se me ve nada por encima. Me ha dicho que soy bastante gorda para que se vea y tuvo que ponerme ecografía vaginal, pero por mí me daba igual que me dijera «tenemos que hacerlo vaginal», pero no tenía por qué llamarme gorda, hay maneras de decir las cosas...*

Otro momento cumbre en el embarazo son las clases de preparación al parto, que es donde las futuras madres y sus parejas disponen de un espacio para preguntar las dudas y para saber cómo va a ser la vivencia del parto como tal, de modo que esta resulte lo más satisfactoria posible. Además, dichas clases se encuentran incluidas en la sanidad pública en tanto que herramienta sanitaria dentro de la atención primaria, por lo que las clases se imparten en la gran mayoría de centros de salud. Sin embargo, algunas madres refieren que percibían estos cursos más como un «aleccionamiento» al momento del parto que como un espacio donde se enseñara algo que sirviera realmente. Por ejemplo, *Jable* se lamentaba de cómo no se explican problemas reales del postparto, como lo relativo al suelo pélvico o a la lactancia. Y *Chos* expuso que:

> *Me daba la sensación, sin saber entonces nada, que estábamos allí un poco para aleccionarnos. De lo que se trataba, y de hecho lo recalcaba mucho la primera matrona: «vosotras hacéis lo que os digan ahí, vosotras cuando os sintáis que tal, si os dicen que hay que empujar, empujáis, si os dicen que ahora no hay que empujar, no empujéis», en todo momento que teníamos que ponernos en sus manos... esa es la sensación, te iban preparando para eso, que no tuvieras ninguna idea.*

En un artículo de Isabel Fernández del Castillo (2015), esta explica cómo en las mujeres que asisten a los cursos de preparación al parto, si había un 50 % con intención de ponerse la epidural, después del curso dicho porcentaje subía al 80 %, y clasifica los cursos de educación maternal como «modo de preparar / adoctrinar a las embarazadas para que se porten bien y acepten todo lo que se les va a hacer sin cuestionarlo y sin dar la lata» (Ibíd.). Así, algunas de mis informantes, como *Cumbia*, expusieron que notaban que, más que explicar cómo es la vivencia del parto, se tratara de transmitir únicamente los protocolos hospitalarios para naturalizarlos. Y *Civita* opinaba que:

> *Yo creo que, fíjate, que preparan para que estés preparada para el procedimiento del hospital. Sí que hablamos de los cuidados del bebé y demás, pero cuando llegas ahí, a mí se me había olvidado casi todo, o todo, simplemente me acordaba de cómo era la aguja de la epidural, de lo que era la epidural, de lo que te podía pasar... O sea, era un poco del procedimiento, de decir «pues mira, vas a entrar en el hospital, te van a poner una vía, te van a hacer tal, no sé*

> *qué no sé cuántos», a mí me dio la sensación de*
> *que era un poquito de preparación al parto en*
> *el hospital.*

Amanda cuenta que en sus clases de preparación al parto había una continua burla implícita hacia los partos naturales, que se transmitía cómo lo normal era «dejarse hacer» por los profesionales. Tanto en estos cursos como en la consulta del seguimiento del embarazo la patologización es total:

> *El tono con el que hablaba la matrona, in-*
> *cluso como medio burlándose... abre la sesión*
> *del parto respetado, y como que se burlaba de*
> *la gente que ahí estaba «de todas ustedes, la*
> *mitad en la mitad del parto va a estar pidiendo*
> *la epidural».*

Por lo tanto, tras ver cómo funciona la maquinaria obstétrica desde el principio con las gestantes... si el embarazo es un proceso natural en el cuerpo de las mujeres, ¿por qué se trata como una enfermedad? Evidentemente, hay embarazos problemáticos, que requieren de una supervisión más rigurosa. ¿Pero qué pasa con los demás? ¿Por qué cualquier mujer nada más quedarse en estado entra a formar parte de una especie de categoría cercana a la enfermedad? ¿Por qué una experiencia que debería de adecuarse a los ritmos de cada madre y a sus deseos ha sido convertida por la medicina androcéntrica «en vivencia obligada de dolor, angustia y alineación» (González de Chávez, 1993: Xix)? En muchas mujeres embarazadas se acaba produciendo un efecto nocebo[24]: el nerviosismo aumenta, la tensión también, solo por acudir a una visita de rutina. Así que acaba siendo una profecía autocumplida: cuando patologizamos un estado, este puede convertirse en tal.

---

[24] Contrario al efecto placebo. Aparición de efectos indeseables no causados por mecanismos farmacológicos, sino cómo consecuencia de las expectativas o creencias del paciente sobre determinada medida o tratamiento terapéutico.

INTERVENCIONES EN EL PARTO

Las intervenciones en el parto no siempre son esperadas por quienes las reciben. Según la publicación *European Perinatal Health Report* sobre la salud perinatal en Europa (Euro-Peristat, 2010: 80), España es un país especialmente intervencionista: se encuentra entre los primeros puestos en partos instrumentales, en inducciones, en episiotomías y en cesáreas. Según la OMS, un parto medicalizado es aquel que, aun habiéndose iniciado de forma espontánea, es dirigido mediante oxitocina sintética, rotura de membranas, y otras prácticas destinadas a acortar su duración. Así, se produce una «cascada de intervenciones», un círculo vicioso que ya no se puede romper: cuantas más intervenciones, tantas más serán necesarias. Por ejemplo, una inducción cuando aún no era el momento del parto produce contracciones muy dolorosas, por lo que se administrará la epidural, pero entonces esta frenará el parto, así que muy probablemente terminará en cesárea. Este es un ejemplo clásico de una cascada de intervenciones que únicamente consigue un parto a destiempo, repleto de medicalización, y que dejará a la mujer en una situación de pasividad absoluta, sin comprender muy bien qué ha sucedido. Patologizar el parto medicalizándolo acaba, pues, produciendo que esta cascada de intervencionismos sea muy difícil de parar, lo que llevará a un parto más largo: lo que quería evitarse al principio es precisamente lo contrario a lo que se está consiguiendo con el abuso de intervenciones.

En España, se estima (EPEN, sin fecha) que solo el 10 % de las intervenciones obstétricas que se realizan habitualmente están basadas en la evidencia científica. Esto quiere decir que hay un 90 % restante que tiene el potencial de causar daño sin beneficios demostrados. El problema además está en que los historiales no recogen las posibles consecuencias de los partos correctamente: en estos no se discute si la episiotomía o el fórceps han causado algún desgarro, o si la mujer ha sufrido estrés postraumático tras dar a luz. Es decir, en los informes no hay indicio alguno de las secuelas de los partos. Pero la medicalización excesiva de los partos puede causar muchos daños, y muy serios (*Ibíd.*):

- Las cesáreas y los partos instrumentalizados dejan secuelas físicas y psicológicas perdurables, de distinta gravedad en las madres, como depresión y SEPT (*Síndrome de Estrés Postraumático*) posparto que pueden afectar las relaciones sexuales y reducir su fertilidad.

- Los trastornos ocurridos en el comienzo de la vida pueden tener una influencia posterior negativa en el desarrollo emocional, físico e intelectual de niños y niñas.

- Los partos traumáticos y la separación madre-bebé perjudican la lactancia materna y el establecimiento del vínculo afectivo.

Los partos medicalizados producen, pues, un aumento injustificado del número de cesáreas y partos traumáticos, y esto hace a su vez aumentar el ingreso de los recién nacidos en unidades neonatales, aumentando la morbilidad materno-infantil. Así, tanto madres como bebés corren graves riesgos, y supone además un despilfarro económico, pues se invierten recursos innecesarios y contraproducentes en unos partos que podrían haber sido totalmente normales si el intervencionismo no los hubiera hecho suyos. Muchas de las intervenciones realizadas durante la dilatación y el expulsivo involucran co-intervenciones o incrementan las probabilidades de otras intervenciones.

Amnioscopia, monitorización, rasurado y enema

Cuando una mujer que está de parto ingresa en un hospital, comienza a llevarse a cabo un protocolo establecido de actuaciones. Por ejemplo, puede realizarse una amnioscopia, que se utiliza para evaluar el líquido amniótico (color, cantidad), y de este modo detectar posibles complicaciones que pudieran dar cuenta del sufrimiento fetal. Sin embargo, se trata de una prueba invasiva, con posibles complicaciones (por ejemplo, rotura de la bolsa, lo que aumenta el riesgo de infección, así como despegamiento de membranas) y con un gran número de falsos positivos que no aportan información relevante (Levran et al., 1988: en un 57 % de los casos, falló en la detección de presencia de meconio, ya que realmente esta prueba solo es capaz de detectar el meconio en el polo inferior de la bolsa del líquido amniótico). Estas circunstancias hacen que el balance beneficio/riesgo sea muy cuestionada. En la actualidad esta práctica está muy discutida.

Otra intervención que aún suele realizarse de un modo protocolario en bastantes hospitales es la administración de un enema. Es decir, consiste en administrar un laxante por vía rectal con el propósito de limpiar el colon de la parturienta y evitar así que defeque durante el parto. La evidencia científica (Reveiz et al., 2008) demuestra que no tiene ninguna utilidad real, pero aún se sigue administrando en algunos centros, aunque su uso obligatorio va decayendo. Amanda, por ejemplo, cuenta que «yo por lo que había leído el enema no era para nada necesario ni nada y me obligaron a hacerlo».

Administrar un enema no exime de que se produzca una defecación durante el parto, dado que la cabeza del bebé durante el expulsivo empuja a través de las paredes vaginales el contenido del colon. Así, puede suceder lo que le pasó a *Cumbia*:

> *A ver, una cosa no me gustó: no me gustó que me pusieran enema, y tampoco me gustó que la primera auxiliar me regañara cuando me hice caca a pesar del enema. Porque sí fui al baño dos veces primero, y ya cuando me tumbé, porque a ver...*

Igualmente, se pensaba que la depilación del vello púbico reduce infecciones y facilita la sutura, pero no hay evidencia que lo corrobore. Las mujeres experimentan incomodidad cuando el vello vuelve a crecer y el riesgo de infección no se reduce. El uso rutinario podría incluso aumentar el riesgo de infecciones. Hoy en día, esta práctica se realiza cada vez en menos centros: en un 84,5 % de los protocolos hospitalarios públicos en España, se desaconseja (OSM, 2012: 30). Aun así, me contó *Jable*:

> *En el primer parto, pensaron que iba a ser parto vaginal, por aquello de que había que rasurarlo por protocolo, cogen guantes, cogen cuchilla, y tracatraca. No se me pidió mi opinión. La primera vez yo dije «pero oigaaa», además sin anestesia la primera. Y la segunda vez sí tuvieron más cuidado por no cogerme... porque claro, estaba el rasurado encima de la cicatriz. Porque querían volver a cortar donde estaba la anterior cicatriz, pero un rollo macabeo, porque la cicatriz está justo donde salen los pelos, eso se infecta, bueno, un rollo.*

La evidencia disponible es insuficiente para recomendar la aplicación de enemas y la realización de rasurado perineal a la parturienta para la prevención de infecciones perineales. Su práctica se considera injustificada debido a las molestias que ocasiona y se entiende como una práctica más destinada a la comodidad de los profesionales que a la de las mujeres.

Vía intravenosa y consumo de comida y bebida

La cateterización intravenosa es una técnica invasiva que otorga acceso permanente al árbol vascular de la paciente, permitiendo una continua administración de fármacos y líquidos a la parturienta. Se pone una vía a todas las mujeres nada más ingresar, pero la *Estrategia de Atención al Parto Normal* indica que no debería colocarse de rutina, sino únicamente en caso de necesidad de antibióticos o medicamentos similares, colocándose la vía en ese momento y no antes. La vía es utilizada muchas veces para administrar medicamentos sin consentimiento y sin informar correctamente de qué se está introduciendo en los cuerpos de las mujeres (por ejemplo, oxitocina sintética destinada a que el parto se desarrolle más rápido). Una vía dificulta los movimientos, ya que los líquidos se cuelgan de un gotero con ruedas, y únicamente moviendo dicho soporte podrá moverse la parturienta. Todo esto dificulta gravemente el poder cambiar con rapidez de postura. La administración excesiva de glucosa por vía intravenosa puede incrementar los niveles de insulina materna y a su vez aumentar la glucemia fetal llegando incluso a causar hiperinsulinismo fetal. Hoy en día es difícil que un hospital no ponga vías por rutina: solo el 31 % incluye en sus protocolos la no administración de una vía rutinaria (OSM, 2012: 30), siendo este uno de los aspectos más deficitarios, según la *Estrategia*. Pero, en palabras de la ginecóloga *Yogui*:

> *... cuando una paciente se me presenta con un plan de parto en el que lo primero que pone es que no quiere que se le coja una vía, pues directamente le digo que o no se coge una vía o no ingresa, porque es no es negociable, la vía es imprescindible, supone una garantía para la paciente ante un posible desmayo, mareo, sangrado exagerado, etcétera, y eso no es negociable...*

Lo más lógico debería ser que la propia madre ingiera los líquidos que necesite y que coma de manera ligera para que el cuerpo reciba la cantidad exacta de energía que requiera en esos momentos, ni más ni menos. *Anabel* me contaba que para ella lo peor fue la sed:

> *Luego yo pedí agua, ¡agua, recuerdo tener muchísima sed y pedir agua!, y no me dejaban beber. O sea, fue terrible la sed. Recuerdo la sed.*

Un parto es un acto que precisa de enormes cantidades de energía, conlleva un gran desgaste físico, ya que puede durar muchas horas, lo que con frecuencia produce ganas de comer o beber. De manera protocolaria, en muchos hospitales se impide a las parturientas acceso libre a la comida y a la bebida, con los sueros por vía intravenosa se intentará evitar la deshidratación, lo que no tiene ningún sentido en un parto normal, sino todo lo contrario.

En un reciente estudio (Shea-Lewis, Anne, et al., 2018) con casi 3 000 mujeres en EE.UU., se ha comprobado cómo las mujeres a las que no se les permitía comer sufrieron de media más intervenciones como cesáreas que aquellas a las que se les permitió comer libremente; por lo demás, dejar que las madres se alimentaran libremente durante el parto no aumentó su morbilidad ni causó ningún efecto secundario en la madre ni el bebé, por lo tanto, no tiene ningún sentido restringir la ingesta de comida y líquido.

Tactos vaginales durante el parto

Ya hemos hablado de los tactos vaginales en el apartado sobre las intervenciones en el embarazo: se trata de exploraciones consistentes en introducir los dedos corazón e índice dentro de la vagina de la mujer embarazada, para palpar las estructuras pélvicas y el cuello del útero, supuestamente para saber primero si el útero está bien cerrado (es decir, que no es incompetente) y después para conocer cómo de cercana está la dilatación total (y, en el caso de las primerizas, el borrado del cuello del útero). Suelen realizarse desde el segundo trimestre de embarazo, y según se acerca el final de este, cada vez son más frecuentes y numerosos. El día del parto, los tactos son continuos y permiten que el personal sanitario sepa cómo va progresando. Además de ser dolorosos, de violar la intimidad de las mujeres y de realizarse muchas veces sin el consentimiento de estas, no aportan información relevante porque cada mujer necesita un tiempo específico para dilatar, no todas dilatan al mismo ritmo, y aparte con los tactos aumenta —lógicamente— el riesgo de infección. Según la *Estrategia de Atención al Parto Normal*, se debería «limitar el número de tactos vaginales a los imprescindibles» (OSM, 2012: 80), sin embargo, muchas mujeres se encuentran con tactos continuos, a veces realizados por múltiples personas. Por ejemplo, *Anabel*:

> *Me hicieron tactos todos: la matrona, la matrona de prácticas, llamaron al ginecólogo que*

> *me hizo otro tacto para ver si veía algún trozo...
> ¡yo qué sé, tres o cuatro personas haciéndome
> tactos a saco!*

Marta es ginecóloga y ella misma comenta que:

> *De los ginecólogos, hay muchos que van
> cuando les da la gana hacia el paritorio a meter
> los dedos a toda la gente, «para hacerme una
> idea, para hacerme una idea», coño, pero si le
> acaba de explorar la matrona, por qué tienes
> que ir tú y volver a hacer lo mismo...*

La dilatación se realiza siguiendo un ritmo determinado en cada mujer, así, no hay dos mujeres que dilaten igual. Por lo tanto, mientras la parturienta vaya dilatando y no exista malestar fetal, no hay ningún motivo a priori por el que haya que intervenir en la dilatación. Por protocolo, en los partos hospitalarios se considera que la dilatación es adecuada cuando hay una contracción fuerte cada 2-3 min, de 80-90 segundos de duración, o un ritmo de 3-4 contracciones fuertes y palpables externamente cada diez minutos, pero si no hay indicios de malestar fetal, aunque la mujer dilate con menos ritmo, no existe ninguna razón por sí misma por la cual hacerla dilatar artificialmente.

Uso de oxitocina sintética: interviniendo en la dilatación

La oxitocina es una hormona que ayuda a las mujeres a dilatar durante el parto. Sin embargo, al administrarla por vía intravenosa, y no pasar por el cerebro de la parturienta, no se producen las necesarias endorfinas para contrarrestar sus efectos (tendrá un efecto mecánico sobre el útero, provocando una respuesta física en ese órgano, pero no afectará a nivel emocional ni conductual en la madre). Por ello, la administración de oxitocina, que además se suele realizar de manera protocolaria, no solo produce un gran dolor físico, sino que suele ser el punto álgido de la cascada de intervencionismos, ya que de la mano traerá casi siempre la anestesia epidural: como la oxitocina sintética produce contracciones muy fuertes y dolorosas, la madre solicitará en esos momentos que se ponga fin a un dolor que su cuerpo no está aún preparado para soportar, ya que no es el dolor que le habría venido de contar solo con la oxitocina endógena. La oxitocina sintética tiene muchos efectos secundarios, entre los que cabe destacar:

- Mayor frecuencia de taquisistolía (más de seis contracciones en diez minutos).

- Mayor frecuencia de hipertonía del útero.

- Mayor riesgo de rotura de útero (especialmente en mujeres con cesárea previa).

- Mayor riesgo de sufrimiento fetal.

- Mayor riesgo de hemorragia posparto.

- Mayor tasa de partos instrumentales o cesáreas.

- Mayor riesgo de bebés más irritables y llorosos en los primeros momentos.

- Mayor riesgo de fracaso en la lactancia materna.

La oxitocina sintética está catalogada como medicamento de alto riesgo, sin embargo, se sigue usando de manera indiscriminada, protocolaria, casi siempre en dosis inadecuadas, y sin tener en cuenta que trae de la mano un gran número de intervencionismos médicos que no deberían tener que darse.

Me contó *Bea* cómo sintió que ponerse oxitocina era obligatorio:

> *Ella me metía la mano dentro y me hacía así [la mueve en círculos], como si fuera un... me hacía mucho daño. Me hacía así con la mano y me desgarré igual al final, me acuerdo que me decía que... es que jugaba mucho con la amenaza, o sea, amenaza esta como «es que si no te hago esto, te vas a desgarrar, es que si no tal, no sé qué, si no te pongo oxitocina, la niña no bajará», te ponen así en una situación súper...*

Inducción del parto

Las inducciones (generalmente mediante la aplicación de un gel de prostaglandinas por vía vaginal, pero también pueden ser mediante un gotero de oxitocina sintética, como ya hemos dicho) son el inicio más obvio de la cascada de intervencionismos que no dejará progresar el parto de manera natural. Un parto inducido termina en cesárea hasta en un 50 % de los casos (EPEN, sin fecha), conlleva muchos riesgos, y solo debería realizarse cuando los beneficios superen los posibles riesgos.

> *La institucionalización, la medicalización y el intervencionismo en el parto han llevado a un alejamiento del parto natural y a un incremento progresivo y abusivo de cesáreas sin una mejora sustancial en los resultados obstétricos o neonatales (Uranga et al., 2004).*

Maremota cuenta que, en su caso, que fue una inducción, estuvo además acompañada de una pésima organización: habían citado a más mujeres de las que podían, así que resultó muy complicado.

> *Al día siguiente voy a las ocho de la mañana y resulta que habían convocado a más madres para provocar el parto que habitaciones que tienen disponibles, vamos a ver, yo puedo entender que en un imprevisto, que se pongan muchas de parto a la vez, a ti te pillen desprevenido, y no tengas salas, camas, pero es que las estás organizando, las vas a inducir tú, ¡cuenta las camas que tienes! Eso lo primero. Yo estuve allí desde las ocho de la mañana y realmente hasta la una no empezaron a inducírmelo metiéndome la primera pastilla. Es que no te puedo comparar, es verdad que las primeras personas que a mí me atendieron para ponerme las pastillas y eso, a mí me dolió muchísimo, yo no sé si es que lo hicieron mal y podrían haber tenido un poco más de tacto o es que es así de doloroso siempre.*

Covicheira es matrona, y opina que:

> *La tasa de inducciones, que se nos hace demasiado elevada, inducciones por gestaciones prolongadas, aquí las gestaciones que van más allá de las 42 semanas están así definidas, pero sin embargo en muchas ocasiones días antes de llegar a las 42 semanas ya se induce, a veces cuatro o cinco días antes...*

La anestesia epidural

La epidural es una técnica invasiva de administración de analgesia, que se realiza colocando un catéter entre las vértebras lumbares, a través del cual la anestesia irá administrándose poco a poco. Cuanto más tarde se coloque la epidural, menos consecuencias tendrá sobre el proceso del parto. Si se administra demasiado pronto, la parturienta puede dejar de tener sensaciones de parto, no sabiendo cuándo tiene que empujar, por lo que todo se frenará, y aumentará por lo tanto el riesgo de que termine en cesárea. Me relataba *Lucía*:

> *Pero quizá, pensándolo ahora, dices «si es que es un ratito corto, y ya, y no»... y yo lo alargué, fueron al final un montón de horas, seis horas... lo frené, se frenó todo. Se frenaron las contracciones, luego hay otros problemas médicos, claro. Te baja la tensión, te tienen que meter no sé qué... Que ahora no sé...*

La epidural en el parto tiene un gran número de efectos secundarios:

- Hipotensión arterial, por lo que siempre hay que combinar la epidural con la administración de líquidos por vía intravenosa.

- Punción accidental de duramadre (membrana que recubre la médula), lo que produce fuertes dolores de cabeza.

- Dolor en la zona de punción tras el parto.

- Infección del lugar de la punción, que puede incluso provocar una meningitis.

- Disminución de las contracciones, porque la anestesia las para, por lo que a veces se sube la dosis de oxitocina sintética, con lo que de nuevo aumentan los riesgos.

- Falta de movilidad de la madre: al no sentir ya la mitad del cuerpo, y al estar administrándosele fármacos por vía epidural e intravenosa, el parto tendrá que ser en una posición única sin que la madre pueda variarla significativamente, lo que frenará la dinámica de dilatación. Esto produce que el bebé baje más despacio, al no poder ayudar la madre a esta bajada con su propio movimiento, y aumenta así el riesgo del uso de instrumentalización como ventosas o fórceps.

- Alteración de la frecuencia cardíaca fetal.

- Expulsivo más largo, lógicamente, al no tener sensación de pujo. Madre y bebé estarán cada vez más agotados, con lo que el siguiente puede ser una cesárea.

- **Como la madre no siente dolor, deja de producir endorfinas, con lo que el bebé deja de recibirlas, lo que aumenta el sufrimiento fetal.**

- Incremento de las fiebres intraparto.

- Problemas en la lactancia: riesgos de edemas, movimientos difíciles en las primeras horas, problemas en el agarre, y algunos bebés nacen con excesivo sueño a causa de la epidural, lo que dificulta la instauración correcta de la lactancia.

Todas las mujeres que deseen parir con epidural deberían poder hacerlo, pero eso sí, siendo siempre correctamente informadas de los riesgos que conlleva. *Covicheira*, matrona, explica que no se advierte de los peligros de la epidural:

La epidural se ha vendido como el remedio maravilloso para las mujeres durante el parto... muchas lo ven así... otras que han tenido la experiencia y que han tenido la epidural no lo creen tanto... pero bueno, lo cierto es, y está demostrado, que la epidural aumenta los partos instrumentales porque le disminuye a la mujer la sensación de pujo.

[...] En un expulsivo que normalmente sin epidural puede durar una hora, o una hora y pico, en una mujer con epidural puede llegar hasta tres horas. La mujer se agota y el recién nacido, el feto todavía, que aún no ha nacido, también se agota, en muchas ocasiones puede empezar a indicar que está sufriendo y al final, hay que abreviar el expulsivo, con un parto instrumental. La epidural es uno de esos temas en los que yo digo que la mujer tiene que estar informada, y ser informada no es «existe la epidural, quítate bien el dolor, va maravilloso, póntela», eso no es informar sobre la epidural. La epidural es una técnica que viene muy bien para muchos partos, sobre todo para los partos medicalizados, para las inducciones, en los que se espera que los partos... que sean muchas horas, donde hay que poner medicación, donde la mujer pues tiene que estar sin movimiento. Pero desde luego no es una técnica demasiado indicada para los partos de bajo riesgo, lo que se está poniendo es una... se está epiduralizando masivamente a las mujeres, evidentemente porque la mujer la solicita, pero bueno, habría que informar a las mujeres pues de todo esto, que la epidural aumenta el riesgo de partos instrumentales, que la epidural dificulta la lactancia materna, y eso también está demostrado, y la dificulta porque parte de esa medicación le pasa al bebé y el momento hormonal del puerperio no es lo mismo que una mujer que no tiene epidural, entonces el niño está muy dor-

> *mido porque le están llegando opiáceos, el niño está muy dormido, en muchas ocasiones no se va enganchando bien al pecho, no ocurre esto solamente un día, sino que puede ocurrir que durante los primeros días, tres-cuatro días, el niño esté muy dormido y no mame suficiente.*

Según la *Estrategia de Atención al Parto Normal*, el abuso de la epidural estaría influido por diversos factores, entre los que se encontrarían el no acompañamiento por una persona de confianza así como el no ofrecimiento de otros métodos para el alivio del dolor, como la inmersión en agua caliente, la autoadministración de óxido nitroso, las pelotas de masaje pélvico, etc. o la falta de apoyo profesional con técnicas de relajación, inyecciones de agua estéril en zona del sacro, acupuntura, moxibustión, administración parenteral de opioides, etc. (OSM, 2012: 67).

Lothian y Grauer (2003) plantean que los temores de las mujeres van de lo mano con lo «conocido»; así, lo que las mujeres «conocen» por los medios de comunicación y la visión sociocultural del parto es una imagen de este como algo sumamente intervenido y nada fisiológico, de modo que las mujeres verían el embarazo y el parto como eventos muy arriesgados y dolorosos en los que todo puede salir mal. Si la visión del parto resulta totalmente patológica, es lógico que las mujeres sigan exigiendo la epidural, puesto que va acorde con esa idea central del parto como un momento de tremendo riesgo y de gran dolor.

Rotura de la bolsa (amniorrexis)

Según la *Estrategia de Atención al Parto Normal*, se recomienda no realizar amniorrexis artificial ni perfusión de oxitocina de forma rutinaria en partos vaginales que progresan de forma normal, ya que las pruebas muestran que esto no mejora los resultados. La OMS aconseja no romper la bolsa a no ser que haya una detención del proceso (unas cuatro horas de detención) y como primer paso para la estimulación del proceso, antes de poner oxitocina (otras cuatro horas, aproximadamente).

El peligro viene porque los microbios normales que viven en la vagina y que no pueden hacer ningún daño allí, tienen ya la puerta abierta y pueden entrar en el útero y provocar una infección en las aguas y las membranas. Realizar un tacto vaginal cuando se ha roto aguas ayuda a que se produzca este tipo de infección ya que con el tacto pueden desplazarse los microbios hacia arriba.

En el único caso en el que está justificada la rotura artificial de membranas es para extraer sangre al feto y medir el pH del bebé. En caso de grave sospecha de bienestar fetal sí es necesario romper la bolsa para hacer una prueba de pH, que consiste en sacar unas gotitas de sangre del cuero cabelludo y medir el pH. Pero solo se justifica en ese caso para confirmar el sufrimiento fetal y ver si se trata de un falso registro o de un verdadero sufrimiento. Esta medida se ha comprobado que reduce el número de cesáreas innecesarias.

Falta de intimidad, presencia de demasiadas personas: estudiantes, exceso de personal...

El parto es un momento que debería ser íntimo y tranquilo, con el menor número de personas presentes, como sucede en las hembras mamíferas de todas las especies. Solo con la intimidad adecuada el parto progresará de manera fluida y equilibrada. La adrenalina es lo contrario a la oxitocina, y si una mujer siente miedo durante el parto, este se parará. Los partos masificados, donde entra y sale el personal (y muchas veces sin ni siquiera presentarse), sin respeto alguno por la intimidad de las mujeres, no solo pueden parar su dinámica, sino que además harán que las parturientas se sientan inseguras y estresadas tanto física como psíquicamente. En muchos hospitales, la presencia de estudiantes de prácticas solo añade más ruido a los partos que, no lo olvidemos, son acontecimientos sexuales y, como tales, resultan fácilmente perturbables.

El caso de *Happymoon* fue especialmente reseñable:

> *Había un montón de gente, un montonazo; primero, cuando estaba dilatando, venían dos o tres, la ginecóloga solo vino un momentico y luego vinieron las otras, y luego en el parto es que entró hasta el apuntador, había muchísima gente, igual había sin exagerarte once o doce personas, ¿eh? Yo creo que como era un parto de mellizos y era vaginal, que igual tampoco es común porque normalmente lo hacen más cesárea o lo que sea, había ahí mucha, mucha gente, todos animando «empuja, empuja» [se ríe]. ¡Es más! Había gente hasta por la ventana del quirófano, esas ventanas redonditas, asomada ahí.*

Inmovilización. Posición en decúbito (supina, litotomía) forzosa

La administración de fármacos por vía intravenosa, la epidural, la monitorización fetal continua, tienen un grave efecto colateral: la inmovilización de la mujer en el proceso de parto. Para que la dilatación de produzca a un ritmo adecuado, tiene que existir una total libertad de movimientos, porque estos ayudarán a la cabeza del bebé a descender, y por ende, a que se dilate. Además, no contentos con dicha inmovilización, en muchos hospitales de manera protocolaria se obliga a parir en posición forzosa de litotomía, esto es, horizontalmente, lo que dificulta la salida del bebé, aumenta el uso de la episiotomía, e incrementa el riesgo de sufrimiento fetal y el dolor (y por ello, irá nuevamente de la mano de la epidural). Esta postura solo está destinada a la comodidad del personal, que verá mucho mejor sin necesidad de tener que agacharse, pero en ningún momento piensa en la comodidad de la madre y en el progreso adecuado y sin intervenciones innecesarias de su parto. La imagen del parto en posición de litotomía afecta a las mujeres casi a nivel del subconsciente. Sobre esto comenta *Maiai*, matrona, que lo tenemos totalmente interiorizado:

> *Llega la mujer a tu paritorio y tú le dices «soy la matrona que te va a acompañar hasta las nueve de la noche, cómo te llamas, cómo se va a llamar tu bebé...» y ella ya directamente se va a tumbarse en la cama, ellas ya entienden que hay una cama en el centro y van a acostarse en la cama. Eso lo vi con el tiempo, a lo mejor con los cursos nos hemos dado cuenta de más cosas, pero yo decía «es verdad, todas las mujeres que yo conozco que han entrado en mi paritorio se sientan y se tumban en la cama», creo que ellas ya presuponen que vamos a hacer muchas cosas de las que han escuchado, de lo que se hace.*

Después de haber pasado por dos partos con epidural, *Mrg78* opina que:

> *Estoy totalmente convencida de que la postura y estar en vertical, y en cuclillas, tal, ayuda un montón a que se coloque el niño, y en el momento en que estás tumbada, no se coloca igual, ya tiene que ser de otra manera. [...] El expulsivo sí encuentro que el encaje, que al final es una cosa muy fisiológica, y necesitas tu cuerpo para hacerlo, y hay una parte de tu cuerpo que no responde. Aunque sea una parte muy pequeña, aunque sea una parte muy interna...*

Episiotomía

La episiotomía es un corte en el periné, supuestamente para evitar desgarros. Pero la evidencia científica actual (Landy et al., 2011) demuestra que con las episiotomías el riesgo de desgarros de tipo más grave es mayor. Por lo general cura mucho mejor un desgarro vaginal realizado de manera natural en el expulsivo (porque solo se desgarrará hasta donde haga falta, muchas veces afectando solo a un poco de piel, sin embargo en las episiotomías tienden a cortar «de más», afectando al músculo), ya que la cicatrización de la episiotomía es lenta, dolorosa, molesta al sentarse, y puede llegar a producir incontinencia urinaria y fecal, dolores en las relaciones sexuales y sensación general de tirantez. La *Estrategia de atención al Parto Normal* y la Organización Mundial de la Salud desaconsejan el uso rutinario de episiotomías, pero en España se siguen realizando por protocolo en muchos hospitales. Afortunadamente, se ha bajado de un 90 % de episiotomías que se hacían a finales de los 90 a un 47 % a día de hoy, pero seguimos aún muy lejos de la cifra recomendada por la OMS (no más de un 15 %). Marsden Wagner, exdirector del departamento Materno-Infantil de la Organización Mundial de la Salud, define la episiotomía sistemática como una forma de mutilación genital femenina (Wagner, 1999: 1977). Por ejemplo, *Ángela* no quería episiotomía, pero se la hicieron igualmente:

> *En el primero, me sentí algo ninguneada e impotente, porque a pesar de que pedí que no me pusieran oxitocina, ni epidural, ni me hicieran la episiotomía, me dijeron que la oxitocina me la ponían sí o sí por protocolo y tras una hora de contracciones insufribles, acabé pidiendo yo la epidural. También me llevé de regalo la episio- tomía, a pesar de que manifesté que no quería que me la hicieran.*

Maniobra de Kristeller

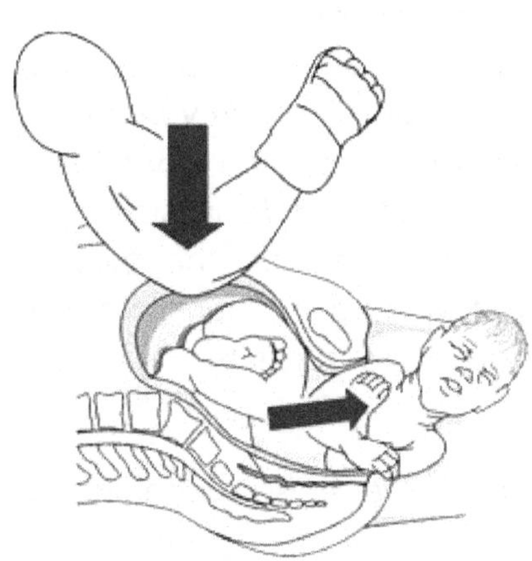

La maniobra de Kristeller, esto es, apretar durante el expulsivo fuertemente en la tripa de la parturienta, ejerciendo así presión sobre el fondo uterino para aumentar la presión abdominal y ayudar al bebé a bajar, está hoy en día desaconsejada por la SEGO y la OMS, y se ha prohibido en muchos países. Aun así, en España se utiliza indiscriminadamente: en más del

26 % de los partos (OVO, 2017), sin tener en cuenta sus consecuencias. Los bebés pueden nacer con fractura de hombros o clavícula, desgarros musculares, hematomas, lesiones en órganos internos, hipoxia, incremento de la presión intracraneal, etc. Para las madres, puede suponer un desprendimiento de placenta, un desgarro uterino, un prolapso urogenital, un aumento del riesgo de desgarros graves, así como hemorragias, contusiones y fracturas. *Matrona Empoderada* me contó esta experiencia:

> *La última maniobra de Kristeller que yo vi... la más heavy que yo vi... que yo sufrí, que fue la de la chica esa de la placenta... el ginecólogo fue tan brutal que me dio un manotazo... llegó un momento en que era tan escandaloso que le toqué así el brazo y le miré a los ojos como diciendo «para, por favor» y me dio un manotazo diciendo «¡quita, aquí mando yo, no me digas lo que tengo que hacer!». Horroroso. Parecía una violación. Y... no sé... hace dos meses se murió un bebé por este tema. El ginecólogo decidió que era hora de acabar sin ningún criterio clínico y decidió bajar a un bebé desde un plano altísimo de la pelvis, para sacarlo... fue algo brutal.*

El parto instrumental

Se llama así a un parto en el que se usan instrumentos para extraer al bebé del canal de parto: fórceps (dos palas articuladas con la que se extrae el bebé tirando de su cabeza), espátulas (parecidas a los fórceps pero sin articular entre sí) y ventosas (se extrae al bebé mediante una campana que hace el vacío). Si las mujeres tuvieran libertad de movimientos y de posición, en la mayoría de los casos estos instrumentos no serían necesarios. Pueden causar desgarros, lesiones, hematomas y dolor en la madre y heridas, hemorragias, laceraciones, fracturas y dolor en el bebé.

El Cid, ginecólogo, me explicó cómo a veces se usa el instrumental de manera «didáctica»:

Las excepciones casi siempre son las cesáreas programadas por motivo médico o a demanda de la paciente o conveniencia del obstetra dentro de unos límites. En el parto instrumental las excepciones son los «fórceps o ventosas docentes» en hospitales universitarios o con capacidad docente para formar especialistas.

Las cesáreas innecesarias. Las cesáreas didácticas

Una cesárea es una incisión quirúrgica en el abdomen y el útero para extraer por ahí al bebé. Se cortan cinco capas diferentes de tejido, por lo que es considerada una operación de cirugía mayor. La OMS recomienda entre un 10 y un 15 % de cesáreas. Sin embargo, en España los porcentajes se disparan alarmantemente (Armendariz, 2013), sobre todo en algunas clínicas privadas, donde pueden llegar a rozar cifras escandalosas (las cesáreas son más caras que los partos normales, con lo que se cobrará más de la aseguradora realizando esta operación, y la hospitalización durará más días). Así, ha pasado de ser algo que se realiza en casos excepcionales (placenta previa, prolapso de cordón, posición transversa del feto, desprendimiento de placenta, ruptura uterina, sufrimiento fetal confirmado, desproporción pélvica auténtica, tumores uterinos, etc) a convertirse en la vía rutinaria de nacimiento de uno de cada cuatro o cinco niños.

Muchas veces se programan cesáreas porque la madre quiere que su hijo nazca en una fecha determinada, o porque tiene miedo al parto (cuando la recuperación de una cesárea es mucho peor), o porque el médico no puede asistir el nacimiento más que en unas fechas determinadas. Otras veces, aunque no se trate de cesáreas electivas, al ver que el parto «no progresa adecuadamente» ese será el final casi seguro, cuando en la mayoría de ocasiones es la propia cascada de intervenciones la que produce que esa progresión no sea la adecuada. También, pueden estar asistiendo estudiantes al parto, con lo que se realizan «cesáreas didácticas», para que estos aprendan cómo se realizan.

Una cesárea es una operación importante. Las mujeres corren un riesgo de 5-7 veces mayor con una cesárea que en un parto vaginal (Shearer, 1993). Tiene un gran número de complicaciones: lesión de vejiga, de útero o de vasos sanguíneos, hemorragias, coágulos, infecciones, parálisis intestinal, dolor en la cicatrización, dolor pélvico, dolor en las relaciones sexuales, problemas intestinales... Además aumenta el riesgo de infertilidad posterior, de abortos espontáneos posteriores, de embarazos ectópicos, de problemas con la placenta y de ruptura uterina. Las madres tienen peor autoestima, sensación de haber fallado, y aumentan sus probabilidades de desarrollar depresión postparto y de no desarrollar un vínculo con el bebé desde el primer momento, bajando las tasas de lactancia materna exitosa. En cuanto a los bebés, pueden ser extraídos/as prematuramente, los valores Apgar son más bajos de media, pueden ser lesionados/as por el bisturí, presentan más problemas respiratorios y son cinco veces más frecuentemente ingresados/as en la UCI que los bebés que nacen vaginalmente. Por supuesto, con las cesáreas de repetición los riesgos aumentan, siendo la recuperación cada vez más complicada, y acarrea dos veces más riesgo de muerte materna en comparación con un parto vaginal.

Cuando el o la bebé pasa por el canal de parto, arrastra las bacterias vaginales de su madre, lo que es beneficioso desde el punto de vista de su sistema inmune. Sin embargo, cuando se realiza una cesárea no tiene esta primera transmisión. Por lo tanto, una cesárea solo debe realizarse cuando los beneficios superan a los riesgos.

Muchas madres relatan la soledad que sintieron al no poder estar acompañadas en la cesárea, como *Andrómeda*:

> *En la cesárea me sentí supersola. O sea, me*
> *sentí supersola, sentí como que solo me podía*
> *agarrar a mí misma para afrontarlo. Bueno, de*

hecho hubo un momento en que pedí que me dieran la mano en la cesárea, porque cuando ya me vi que me iba a hacer efecto, o sea, antes incluso de hacer nada, pero en el momento en que sabía que ya me iba a hacer efecto, que ya tenía la anestesia en el cuerpo, que era mi momento de pánico, pedí que me dieran la mano, y se quedaron como sorprendidas, además es que se quedaron así como sin saber qué decir.

Separación madre-bebé

Cada vez se tienen más evidencias de los beneficios del contacto piel con piel entre la madre y el bebé. Pero en muchos hospitales, se separa a la díada madre-bebé por diversos motivos: vacunas, pesarle, realizar una revisión de salud, vestirle, bañarle... Ninguna de estas cosas son normalmente urgentes y pueden realizarse horas después de nacer, y sobre la propia madre, sin necesidad de llevarse al bebé. Según el neonatólogo Nils Bergman (2002): «el cuerpo de la madre es el hábitat del recién nacido», y resulta imprescindible tanto para la madre como para el bebé que no se produzca esa separación, pues así queda garantizado el vínculo y las tasas de lactancia materna serán mucho más exitosas.

En cuanto a los bebés que necesitan ser hospitalizados, mientras que en todas las UCI de países como Suecia, Gran Bretaña o Luxemburgo los padres tienen libre acceso, en España solo se permite el acceso en un 11 % de unidades, y solo se practica el método madre canguro[25] en un 23 % (Perapoch López et al., 2006).

La separación madre-bebé es, por lo tanto, absolutamente perjudicial y no está justificada más que en casos extremadamente graves.

---

[25] Método que coloca al bebé piel con piel con la madre o el padre, aunque tenga que seguir llevando respiración asistida o similar; se ha demostrado absolutamente beneficioso, además reduce el tiempo de hospitalización de los bebés.

Kalí se despertó tras una cesárea con anestesia general y no sabía nada de lo que había pasado:

> *No me explicaron nada, yo no sabía nada, cuando me hicieron la cesárea y estaba en reanimación y ya me desperté, yo me toqué la tripa porque yo pensaba que el niño se había muerto, yo no pensaba que había nacido, yo me toqué la tripa y era como «no sé si está vivo, si está aquí, si está fuera». Has tenido un bebé y no sabes si está bien o está mal, nadie me dijo nada.*

EL PUERPERIO

El puerperio es el período de tiempo que va desde que el parto ha terminado hasta unas semanas después, aunque algunos profesionales incluso piensan que dura los dos o tres primeros años del bebé. Se trata de un momento delicado para muchas mujeres, que se pueden sentir más vulnerables o con un estado de ánimo más variable. No en vano, la psicóloga Laura Gutman califica el puerperio como un momento de crisis vital donde toda mujer se encuentra con su propia sombra (su propia historia, sus recuerdos de infancia), estableciendo incluso un paralelismo entre el período del puerperio y el período del duelo: «porque nacimiento y muerte son el mismo fenómeno» (Gutman, 2007: 40).

Muchas mujeres se quejaban de cómo en los cursos de preparación al parto o las charlas que se impartían no se trataba lo suficiente cómo es el puerperio, qué dificultades conlleva. Por ejemplo, *Gala:*

> *Bueno, el estrés fue por eso, o sea, el tema de lo del pecho, el dolor, la mastitis, el no dormir, el estar todo el día con la teta fuera... a mí se me vino un poco el mundo encima, yo imaginé como que era todo más fácil, más suave, más bonito... más idealizado. La parte mala no la cuenta nadie.*

Lola es psicóloga especializada en crianza y se dedica al acompañamiento en la maternidad. Comenta que en los cursos de preparación al parto se le debería dar mucha más importancia al puerperio. También resalta que los peores puerperios vienen por malos partos:

> *Para mí es mucho más complicado el posparto o al menos porque los cursos son para preparación al parto pero no te preparan para el postparto. [...] También psicológicamente es un cambio de pasar de ser solo hija a ser madre e hija también, te cuestionas tu relación con tu familia, con tu madre sobre todo...*

> *[...] He visto puerperios increíblemente horrorosos por el parto, y creo que un parto te puede fastidiar. Un puerperio siempre me ha parecido muy duro, de vinculación, transfusión hormonal, miedos nuevos que aparecen, resituación de muchísimas cosas... O sea, yo creo que el puerperio es una de las cosas más difíciles por las que tienes que pasar.*

Por lo tanto, el puerperio es un momento de gran vulnerabilidad y labilidad emocional al que según las madres no se le daba la importancia debida. Además, según Laura Gutman, una mala experiencia de parto produce desconexión, lo que afectará inevitablemente al vínculo durante el puerperio: si las mujeres experimentan maltrato en sus partos, nada más terminada dicha experiencia, intentarán desconectar, porque «el maltrato produce desconexión» (*Ibíd.*, 2007: 70). La desconexión puede ser mostrando un rechazo al bebé, un rechazo a nuestros propios cuerpos, un rechazo a la experiencia completa del parto, con tristeza, depresión o estrés postraumático. Las mujeres que experimentaron buenos partos tuvieron mejores puerperios, porque como dice *Leia*:

> *Creo que si naces de una forma respetuosa, que te reciben con amor, con cariño, con tran-*

quilidad, respetando tu tiempo... naces de otra forma. Creo que cuando naces y cuando tienes un hijo rodeada de estrés, de malos tratos, de «venga, corre, que tengo otra parturienta después», «que tú no sabes», creo que te mina mucho... y llegas y encima si te separan a tu bebé, pues imagínate, más, ¿no? No tienes la impronta esta que tienes, no puedes...

CONSECUENCIAS DE LA VIOLENCIA OBSTÉTRICA

Tanto en el postparto inmediato (los primeros días después de parir) como en el puerperio (las primeras semanas, esto es, el tiempo en que tarda el organismo en volver más o menos a su estado normal), los signos de la violencia obstétrica hacen mella, física y psicológicamente, y no solo en la parturienta y en el bebé, sino en todo el entorno de estos.

Consecuencias físicas en las mujeres

La lactancia materna

Es posible tener una lactancia satisfactoria aunque el parto no haya ido bien. Sin embargo, cómo ha sido el parto influye absolutamente en el establecimiento de la lactancia materna, así que cuanto menos intervenido sea un parto, menos probabilidades habrá de que existan problemas en la lactancia. Los más comunes serán los siguientes:

- **En la madre**: si se usan antibióticos, puede producirse una alteración en la flora bacteriana que derive en obstrucciones y mastitis; el suero intravenoso puede «hidratar de más» a la mujer, con lo que aumentan las probabilidades de ingurgitaciones con sus consiguientes problemas de agarre; las cesáreas pueden producir tal dolor que dificulte las posturas de amamantamiento. Además, psicológicamente las madres que han vivido una experiencia de violencia obstétrica pueden sufrir tal nivel de SEPT que la lactancia no sea posible o tenga grandes dificultades.

- **En el bebé**: la epidural puede producir que el bebé salga muy adormilado, lo que interfiere en el desarrollo normal de la lactancia —que ha de comenzar lo antes posible—; la administración de oxitocina provoca niños más irritables, lo que interfiere en un establecimiento tranquilo y reposado de la lactancia; las inducciones antes de tiempo también pueden dar como resultado bebés inmaduros aún con poca fuerza para mamar, con lo que se saltan tomas y entran en un círculo vicioso, porque a más tomas se salten, menos fuerza tendrán.

Además, muchas madres se quejaron en mi investigación de que no se promueve la lactancia materna lo suficiente, de que muchos profesionales no saben gran cosa, por lo que inmediatamente intentan dar biberón para no tener que pasar mucho tiempo indicando y ayudando. Por ello, a la dificultad añadida de intentar establecer una lactancia materna después de haber experimentado un parto complicado, había que sumarle en muchas ocasiones las prisas, falta de formación, o directamente de ganas, de algunas personas profesionales de los hospitales.

La matrona *Luna* me explicó que:

> *No es que crea sino que está confirmado y hay evidencia científica que demuestra que el parto influencia al estado emocional de la madre en el postparto.... Por ejemplo, el uso de oxitocina sintética predispone a las mujeres a mayor riesgo de depresión postparto o ansiedad. También, evidentemente, el tipo de parto, está también... también aquí existe evidencia que por ejemplo las mujeres que han tenido*

una cesárea de urgencia o un parto instrumental, pues... tienen mayor riesgo de depresión y ansiedad en el postparto... es decir, sí, la forma en que parimos influencia pues cómo afrontaremos el postparto después. Y para el bebé, pues más de lo mismo, cuando un bebé ha tenido un parto traumático, pues también está evidenciado que después tienen más problemas con la lactancia materna, especialmente, y también evidentemente por ejemplo los niños que nacen por parto instrumental muestran llantos muy desconsolados, de dolor, etcétera. Es decir, que sí, la forma en que parimos o en que nacemos, pues tiene un impacto muy grande a nivel emocional, físico y de forma inmediata y a lo largo de nuestra vida.

Incontinencia

Las posturas antinaturales durante el parto, los pujos dirigidos, la episiotomía o el uso de instrumentalización pueden producir incontinencia en las mujeres en distintos grados. Así, se calcula que un 10 % de las mujeres que tienen un parto vaginal padece incontinencia severa que, de no tratarse correctamente, se agudiza aún más con los años (Cano, 2011). La incontinencia también puede ser fecal, produciendo además por ello graves secuelas psicológicas en la víctima, alterando su calidad de vida.

Jable me contó que a ella le costó mucho que la ayudaran a solucionar sus problemas de suelo pélvico:

Tenía que ir al centro de salud, y le he dicho a la médico «mira, perdona, ya que estoy aquí, mira cómo vengo», iba con un vestido de verano, lo típico, y las bragas empapadas, digo «es que esto ya no es normal», entonces ha sido la médico de cabecera mía la que me ha dado el volante para ir al ginecólogo, lo típico. Y la primera vez que yo fui al ginecólogo de suelo pélvico, me tuve que echar a llorar de la rabia que me dio cómo me trató para decir «que es que yo no me lo estoy inventando»,

> *porque poco más o menos que yo, que era una*
> *tonta, y me lo estaba inventando.*

Hemorragias

Todas las mujeres pierden sangre después del parto, especialmente las que han pasado por una cesárea. El sangrado normal se debe a que quedan vasos sanguíneos abiertos en el útero, donde estaba adherida la placenta. Sin embargo, hasta en un 5 % de los casos, se dan hemorragias puerperales, generalmente porque el útero no tiene suficiente fuerza para contraerse correctamente, cosa que puede suceder tras un parto muy largo y cansado, lo que se denomina «atonía uterina».

Happymoon, por ejemplo, sufrió hemorragias importantes después del parto:

> *O sea, cuando me acojoné fue después del*
> *parto, cuando me levanté y dejé un reguero de*
> *sangre por todo el pasillo hasta el baño, pero un*
> *reguero bestial.*

Si las contracciones han sido manipuladas artificialmente mediante la administración de oxitocina sintética, el riesgo a sufrir una hemorragia puerperal aumenta. Otra causa de hemorragia puerperal es una complicación relativamente rara pero grave, conocida como *placenta accreta*, en la cual la placenta no se desprende porque se encuentra implantada dentro del útero a demasiada profundidad; este riesgo aumenta con cada cesárea.

Desgarros

En un parto respetado, generalmente los desgarros que se pueden dar son menores, muchos de ellos no necesitan ningún punto para su recuperación. Sin embargo, son mucho más graves los desgarros en partos instrumentalizados. Igualmente, la episiotomía no solo no evita los desgarros, sino que aumenta el riesgo de padecerlos, como ya hemos visto.

Se clasifican en desgarros de primer grado (superficiales, básicamente solo algo de piel), de segundo grado (algo más profundos, requieren de puntos), de tercer grado (tejido vaginal, piel del perineo y músculos del perineo que se extienden hasta el esfínter anal) y de cuarto grado (atraviesa el esfínter anal y el tejido de debajo). Alrededor de un 4 % de las mujeres tienen desgarros de cuarto grado, que producen un gran dolor durante meses así como mayor riesgo de incontinencia anal.

A *Chos* le hicieron una episiotomía, pero eso no evitó que pasara por un desgarro importante:

> *Luego además la episiotomía fue salvaje, fue puntos… además tuve un desgarro hacia el ano, se supone que la episiotomía es para evitarlo, y los cojones lo evitó, de hecho yo creo que lo que hizo fue aumentarlo, los puntos lo recuerdo también como algo muy desagradable, el puerperio muy doloroso, pero bueno, yo pensaba en aquel entonces que era lo normal, ¿no? Que había tenido un niño sano y que tenía que estar contenta. Que cómo me iba a quejar. […] ¿Y por qué me desgarré? Pues yo me imagino que porque la propia técnica de la episiotomía es un desastre, y lo que hace es desgarrar muchísimo más por dentro de lo que se ve por fuera, y es muy difícil además controlar ese corte, y porque luego además al salir el bebé eso se abre más aún, y no se abre de manera natural por todas partes igual, proporcionadamente, al redondel, sino que te abre más por donde tú has abierto, entonces se desgarra mucho más por ese lado, porque la piel ya está rota, supongo que es eso.*

Consecuencias psicológicas

Si bien las secuelas físicas de la violencia obstétrica pueden ser terribles, las psicológicas, quizás, permanecen aún más tiempo y son de media más comunes.

Depresión postparto

Muchas madres refieren haber pasado por una depresión postparto. Sin embargo, en la mayoría de los casos, se trata de una tristeza momentánea, común después de la bajada de los niveles hormonales tras el parto, que remite en unos días, algo así como una depresión leve, lo que en inglés se llama *baby blues*. La depresión postparto real es más seria, y necesita de tratamiento porque no remite sola. Uno de los factores de riesgo para padecer depresión postparto (Mata, 2015) es haber sufrido un parto traumático y/o violencia obstétrica. En palabras de Laura Gutman (2012:47):

> *La verdadera tragedia de los partos masificados es que las madres terminamos tan humilladas y despersonalizadas, que el modo de salvarnos es desconectando de «eso» que nos ha traído tanto malestar y sufrimiento. Eso es el bebé que no logramos sentir como propio. No sentimos apego...*

Estrés postraumático

Se estima que entre un 2 y un 6 % de las mujeres desarrollan un trastorno de estrés postraumático completo después del parto y alrededor de un 35 % presenta algún grado de este (Olza, 2014:79). Los estudios muestran que todas las mujeres que desarrollan dicho trastorno refieren haber recibido cuidados inadecuados, no teniendo ningún control sobre su experiencia de parto. Habían sido ninguneadas, tratadas de forma autoritaria y sin respeto alguno. Muchas siguen teniendo recuerdos muy vívidos incluso años después del parto (*Ibíd.*:80).

Maremota revivía su parto una y otra vez:

> *Bueno... pesadillas he tenido. Después, meses después... sí a lo mejor me ha pasado que por ejemplo recientemente, en octubre, una de mis mejores amigas, tuvo un niño, y esa tarde me puse yo mala, ¿sabes? De revivirlo todo.*

> *Después yo estaba como mal de estado de ánimo, no disfrutaba, no sé si me explico, era como... como que no disfrutaba de los pequeños momentos, estaba todo el rato amargada, todo el rato agobiada.*

Secuelas emocionales

Aunque no todas las víctimas de violencia obstétrica desarrollen una depresión postparto y/o un trastorno de estrés postraumático, sí queda una huella emocional, de mayor o menor grado. Las secuelas emocionales por sentirse ninguneadas, humilladas y desempoderadas pueden tardar más o menos tiempo en sanar, pero desde luego constituyen una experiencia tremendamente desagradable, una herida enterrada en muchísimas mujeres. Por ejemplo, *Júlia* se dio cuenta de que lo tenía menos superado de lo que pensaba:

> *La verdad es que fue hace muchos años, y no me pensaba... me pensaba que lo tenía ya más trabajado, y cuando te contestaba a la entrevista era como... hostia... todavía hay tema, ¿eh? Pero bueno.*

Consecuencias en el recién nacido

Los recién nacidos son también víctimas en este contexto. Dice el ginecólogo Michel Odent que la atmósfera del parto es absolutamente crucial para garantizar la correcta secreción de oxitocina en las mujeres. Según él (Odent, 2005), «para cambiar el mundo es necesario cambiar la forma de nacer»: si el momento del nacimiento es un acto violento, los recién nacidos son sacados abruptamente y sin respeto a sus ritmos, también se abre una herida en ellos. Es más, según Balint (Rodrigáñez, 2008), la ruptura de la simbiosis madre-bebé produce una herida psíquica muy importante, que aparece claramente cuando se analiza la psique de los seres humanos de nuestra sociedad. Es lo que se denomina «la ruptura de la simbiosis primaria», y sobre ella ha insistido también el neonatólogo Nils Bergman (2002), según el cual las complicaciones que suceden durante el nacimiento afectan a la personalidad, a la capacidad relacional, a la autoestima, y a los esquemas de comportamiento a lo largo de toda la vida. Si a ello se le añade el rechazo de la madre y la ausencia unión con la madre (*bonding*), podemos constatar una fuerte correlación con un comportamiento criminal y violento (Rodrigáñez, 2008).

Smiling Caballero, ginecólogo, también opina que esa experiencia traumática de parto afecta toda la vida, no solo durante el puerperio más inmediato:

> *Si en cambio tienes una vivencia del parto en la que cuando nace el bebé te separan, sufres porque no estás con él, el bebé está llorando porque no está contigo... a lo mejor has tenido un fórceps y una cesárea que no te dejan moverte, el bebé te molesta porque cuando te mueves te molesta, la lactancia no va bien porque el bebé como ha tenido todo ese estrés rechaza tu pezón y no va bien... bueno, pues a lo mejor cambia un poco ese grado de enamoramiento, no se lo vas a decir a nadie, vas a decir que quieres a tu bebé, claro. Pero a lo mejor... no es exactamente... igual. Y eso pues lógicamente si influye tanto en el puerperio va a influir cuando el niño tenga cinco años y te diga «mamá, no quiero» y te coja una pataleta, y tú te canses y en ese momento te den ganas de tirarlo por la ventana, aunque claro, no lo vas a hacer, pero te va a pasar. Y va a influir cuando sea un adolescente y tú no sepas por qué es tan rebelde, y va a influir, va a influir en todo.*

Consecuencias en otros familiares y en el entorno de la víctima

Por último, las consecuencias también salpican al entorno más próximo a la víctima, principalmente el familiar, al igual que sucede en cualquier otro tipo de violencia de género. Cuando se pasó del modelo de parto donde las mujeres eran protagonistas, donde podían estar acompañadas por toda su familia, al modelo donde se encuentran prácticamente solas en una fría sala de hospital, algo se quebró. Según explica la argentina *Guía para la atención del parto normal en maternidades centradas en la familia* (MSA, 2004), el parto es ahora visto como una enfermedad, un acto donde los profesionales de la salud han dominado y subordinado a las embarazadas y a sus familiares. Al igual que se sabe que los hijos e hijas de mujeres maltratadas tienen peores problemas de salud, tanto física como psicológica (Matud, 2007:45-53)... ¿quién sabe qué secuelas puede tener la violencia obstétrica en el entorno más cercano de la víctima, principalmente sobre sus hijos?

Una persona con una herida, física y/o psíquica, arrastra irremediablemente a sus seres queridos. La violencia obstétrica es por lo tanto un problema de salud pública, porque el número de afectados, de manera directa o indirecta, es mucho mayor de lo que parece a simple vista.

Consecuencias en los y las profesionales sanitarios

Para mí, esta faceta constituyó una auténtica serendipia en mi investigación. Tendemos a pensar que las madres y sus bebés son las únicas víctimas de la violencia obstétrica, pero descubrí que no es así. Muchos y muchas profesionales sufren lo indecible a causa de tener que perpetuar una atención sanitaria con la que no están de acuerdo, pero de la cual no pueden escapar fácilmente.

Dentro de la problemática que los y las profesionales me contaron, destacaban siempre dos temas: el cansancio y las crisis de vocación. Según la Confederación Estatal de Sindicatos Médicos (Alcalá, 2017), las jornadas laborales del personal sanitario en España se definen como «tóxicas» para su salud: el 30 % sufre el síndrome de *burnout* (agotamiento). Pero también son «tóxicas» para la salud de sus pacientes: la posibilidad de que un facultativo cometa un error en un turno largo se multiplica por siete. Así me lo contaba la ginecóloga *Marta*, exponiendo cómo esto forma parte de la violencia también, y que finalmente el cansancio te ayuda a entrar en esa violencia, te deshumaniza.

> *Es que esto es más de violencia simbólica... entonces tú te programas para eso, para... que tú tienes que ser como... que poder con todo eso... entonces cuando la sobrecarga de trabajo es muy grande, te deshumaniza, eso es así... lo que te he contado antes, que yo he llegado a tener un bebé en brazos, y sentir de repente el pánico de decir «a ver si voy a maltratar yo al bebé porque se me vaya la olla», porque te crees que te vas a volver loca, entonces es que entras ahí como en una... y ya es como si vieras carne, y ya está, ya llega un punto cuando estás muy cansada que tú no ves... porque tú necesitas descansar, es que NECESITAS descansar, no puedes, o sea... de estar yo medio... con ganas de llorar...*

Al, matrón, destaca que quienes se salen del sistema tienen mérito... pero también los que aguantan dentro de este:

> *Los que trabajan fuera y se independizan, y trabajan como autónomos, tienen mérito, pero los que trabajan dentro y poco a poco van cambiando también las cosas tienen muchísimo mérito también.*

Matrona Empoderada añade que desde fuera del sistema es más fácil:

> *Y es muy fácil hablar desde fuera del sistema, cuando tú no estás ahí peleando por mejo-*

> *rar las cosas. Ojalá yo pudiera dar una atención una a una y dar un acompañamiento como yo creo que se merecen las mujeres, pero simplemente no me dejan. [...] O te vas del sistema o te quedas en él, ¿no? Y creo que quedarse en él es mucho más difícil que estar fuera de él. Y yo tengo muchas conocidas, amigas, que trabajan fuera del sistema, y que pueden dar una gran atención, pero yo ahora no puedo, no me dejan... pero yo sigo intentándolo.*

Así, esto es absolutamente crucial dentro del entramado de la violencia obstétrica: los y las profesionales también la sufren. Porque también se ven en la obligación de ejercerla, porque forman parte de un sistema que la normaliza, la invisibiliza e incluso la legitima. Y porque llega un momento en el que se dan cuenta de que algo no funciona, de que después de turnos tan largos no se puede ofrecer una atención de calidad, y de que la atención obstétrica está mal construida desde su raíz. Después de «abrir los ojos» de ese modo, muchos/as profesionales ya no pueden continuar trabajando como si tal cosa, ya que esta escisión emocional entre lo que hacen y lo que quisieran hacer les acaba pasando una gran factura psicológica, teniendo que dejarlo por un tiempo o incluso cambiando de rumbo profesional totalmente.

Podemos distinguir entre tres tipos de razones principales que llevan a los profesionales a la violencia obstétrica (Olza, 2014):

- **Razones profesionales** (económicas, miedo a demandas, etc). Económicamente, en la sanidad privada, un/a médico/a cobrará más en un parto con más instrumentalización que en uno con menos. Además, las cesáreas pueden acortar notablemente la duración de un parto. La tentación de cobrar más por trabajar menos tiempo puede ser alta en muchas personas. En palabras del catedrático Antonio Pérez (Quiñonero, 2002):

> *La coacción psicológica que veladamente puede ejercer el médico en su beneficio constituye una grave falta*

ética. Pues con engaño busca obtener autorización para adelantar un acto que a la luz del conocimiento científico implica un riesgo innecesario.

Por otro lado, la inmensa mayoría de las demandas médicas en los juzgados son por «no hacer», con lo que la medicina tiene una tendencia natural a intervenir en exceso, cuando en obstetricia con demasiada frecuencia lo indicado es precisamente no intervenir, como ya hemos visto.

- **Razones personales** (prejuicios, ignorancia). En palabras de Ibone Olza (2014: 81):

Si los profesionales no tienen un espacio de apoyo donde abordar este aspecto iatrogénico[26] de los cuidados pueden entrar en una espiral de medicalización creciente como única estrategia defensiva. Entonces el parto se percibe como un suceso muy peligroso, «una bomba de relojería a punto de estallar», sin que los que lo atienden lleguen a ser conscientes de cómo la cascada de intervenciones innecesarias desencadena la iatrogenia dando lugar a más intervencionismo, más riesgo y más dolor.

El Cid, ginecólogo, dice que:

> *La paciente fanática ve humillaciones e insultos en todo lo que no sea como ella piensa, sin darse cuenta que a su vez ella puede llegar a insultar con la pretendida defensa a ultranza de sus ideas.*

Además, los profesionales pueden no tener suficiente formación en cuanto a los aspectos emocionales del parto, con lo que a esa cadena iatrogénica habría que sumar una incompetencia más o menos evidente para

---

[26] Iatrogenia (del griego *iatos* –médico y *genia* –origen) es el daño producido por una droga o procedimiento médico o quirúrgico, que el médico administra o realiza el contexto de una indicación médica correcta. En este sentido se diferencia claramente de la mala praxis, que alude a una práctica médica inadecuada.

manejar el lado psicológico y emocional de las parturientas.

- **Razones físicas** (cansancio, *burnout*, turnos muy largos). Está demostrado que los profesionales «quemados» atienden peor a los pacientes, generando un trato aún más deshumanizado. Por ejemplo, un estudio realizado en Barcelona con 162 residentes de la especialidad en ginecoobstetricia mostró una prevalencia de 58 % de síndrome de desgaste profesional (Mingote y Pérez-Corral, 1999).

Así, *Indie Matrona* opina que debería existir algún sistema fiable de medición de la atención obstétrica:

> *Puedes medir cuándo se ha puesto un antibiótico, pero no puedes medir si la persona que está atendiendo el parto o el ginecólogo es empática o no, entonces si se pudiera medir de alguna forma... que por eso por ejemplo en los privados es más fácil, porque luego te mandan un cuestionario para que rellenes muchos aspectos, entonces como el profesional sabe que se manda un cuestionario y que una de las cosas que se valora es la amabilidad, se tiene amabilidad. En cambio cuando en los lugares... en los centros públicos, que das por sentado que porque estás en un público estás ahí siempre y no te van a echar... se olvida más este aspecto.*

Es necesario dejar un mensaje de optimismo, porque los y las profesionales están de acuerdo en que las cosas están cambiando, aunque sea poco a poco. En efecto, puede observarse cómo en los últimos años está disminuyendo el número de ciertas prácticas, por ejemplo, la episiotomía: si hace treinta años se realizaba prácticamente en todos los partos vaginales, ahora mismo se sitúa en un 41,9 % (OSM, 2012: 26): aún le queda mucho para llegar al ideal de la OMS (menos de un 15 %) pero existe cada vez más conciencia sobre cómo se abusa de dicha práctica.

CAPÍTULO IV. CONSIDERACIONES FINALES

Como que estamos tan acostumbrados a que el cuerpo de la mujer sirve para ser una vasija, para... que no pasa nada si se le hace daño en aras de otro bien mayor, que es normal, o sea, es normal que... porque tú eres como el bote de kétchup, y si el bote de kétchup hay que romperlo para sacar el kétchup pues se rompe, y si hay que golpearlo para que salga, pues se golpea, porque tú eres un bote.

(«Leia», madre de dos hijos).

Hemos analizado cómo las raíces de la violencia obstétrica están profundamente hundidas en relaciones de poder, donde el género y la jerarquía médica resultan conceptos clave. Frases como «te voy a coser porque si no tu novio se va a enfadar conmigo» (testimonio del blog de *El Parto Es Nuestro*) tras una episiotomía son hoy por hoy vistas con tal normalidad que la tremenda carga sexista que conllevan pasa desapercibida para demasiada gente. La obstetricia como ciencia en el siglo XX, desplazando los partos a los hospitales, ha conseguido mostrar el momento del parto como un acontecimiento médico, cercano a la enfermedad, en donde las mujeres han de dejarse «sacar» al bebé (porque el parto es visto como un mero procedimiento donde solo importa el «producto final» y no el acto en sí), perpetuando la subordinación de las mujeres, que son tratadas como niñas pequeñas con necesidad constante de tutela, incapaces de tomar sus propias decisiones o de responsabilizarse de su propia salud.

Todos los mamíferos tienen en sí una atracción irrefrenable entre la madre y su bebé, pero además en la especie humana, donde los bebés nacen totalmente desvalidos a causa de la bipedestación, esa atracción es aún más necesaria si cabe. Pero a la sociedad patriarcal este vínculo le estorba, por eso se ha ocupado a lo largo de estos milenios de romper la simbiosis madre-bebé (Odent, 1990), para que nada más nacer el bebé se encuentre en medio de un desierto afectivo, salpicado por todo tipo de carencias físicas, para las que su cuerpo no estaba preparado. Ya lo dice Casilda Rodrigáñez (2000):

> *El malestar de nuestra cultura se debe a todo lo que desencadena la robotización de la función materna, al desquiciamiento de la sexualidad, las relaciones patológicas y el desierto afectivo que este desquiciamiento produce.*

Pero además el problema resulta mucho más complejo de lo que puede parecer a simple vista, porque los estudios de medicina están basados en un paradigma androcéntrico que perpetúa esa visión patológica y sesgada de la maternidad, amén de que los/las propios/as profesionales pueden incluso llegar a verse a sí mismos como redentores de «esas pobres mujeres sufrientes». Si vivimos en una sociedad patriarcal, y por ende machista, y el androcentrismo de la medicina ve como sujeto «por defecto» al varón, las mujeres serían algo así como «ciudadanas de segunda», y todos los momentos de su sexualidad serán reprimidos, medicalizándolos y patologizándolos, porque el miedo es el arma más poderosa que existe, y una mujer que teme a sus propios procesos naturales será una mujer que se deje hacer, que colabore ofreciendo su pasividad en aras de esa visión enfermiza.

Dentro de las jerarquías de los profesionales sanitarios, además, muchas veces no está muy claro quién debe hacer qué, y el problema es que si supuestamente (al menos en la sanidad pública) son las matronas las encargadas de los partos normales (fisiológicos), ¿por qué muchas veces los ginecólogos les arrebatan ese poder? Las matronas de este estudio me comentaban el gran peligro que suponen los protocolos no escritos, o costumbres del servicio, porque consistían en acuerdos tácitos, pero no reflejados por ningún sitio, de que los ginecólogos podían tener el poder de hacer y deshacer a su antojo. Y si se trata de profesionales que han sido entrenados para la patología, para los partos problemáticos y que requieren de instrumental o de cualquier otra intervención... ¿no será esa una de las causas de que vean patología por todas partes, como el efecto nocebo? Los partos atendidos exclusivamente por matronas tienen muchas menos intervenciones y las madres suelen tener un grado de satisfacción para con sus partos más altos de media (Hodnett et al., 2008). ¿Por qué, entonces, a veces hay ginecólogos/as que se saltan su papel y se acaba en una cascada de intervenciones en un parto que parecía que iba a ser rápido y totalmente natural?

En la sanidad privada el problema es otro, porque los ginecólogos/as son quienes atienden el parto aunque este sea fisiológico, con lo que los datos hablan claro: hay muchas más intervenciones y se mete «más prisa» a las mujeres para que el parto termine. Me contó el ginecólogo *Mickey Mouse* que en la sanidad privada las aseguradoras pagan según *forfaits*, así que los partos no son sino negocios, y como tal, muchas veces, se atienden:

> *Fíjate, por ejemplo, las cirugías, los partos y las cesáreas... las compañías pagan un forfait. Por ejemplo, en cesárea, te pagan cinco días de hospital desde que la paciente ingresa. Entonces, si es una cesárea programada y a la paciente la mandas a casa en tres días, el hospital se ha ahorrado dos días, o sea, ha ganado dos días, pero si ha sido una cesárea tras una inducción de parto que nos ha llevado dos, tres días, según el protocolo, y luego la paciente se queda cinco días, pues ya son siete días, con lo cual hay dos días que el hospital se tiene que comer... y entonces, claro, eso es lo que no gusta, por ejemplo, les gustan altas precoces y procesos cortos, pero claro, ya lo dice el dicho, «ni los molinos andan sin viento ni las mujeres paren sin tiempo», entonces, claro, el problema es que las mujeres pueden tardar mucho en parir si respetas los tiempos, y es más, si estás luchando por un parto vaginal te puede llevar a veces un buen tiempo, y claro, eso va en contra de esa política de forfaits de las compañías. Entonces... por un parto la compañía te da un forfait de 48*

> *horas, entonces si tardas más de esas 48 horas el hospital se está comiendo el dinero de ese forfait, ¿no? Entonces, claro, ese es el eterno problema que hay, que las compañías tienen unos forfaits un poco estrechos, un poco escuálidos, y una obstetricia en condiciones necesita su tiempo.*

Cuando comencé este estudio, era consciente de la gran cantidad de mujeres que sufren a causa de la violencia obstétrica. Es más: estoy convencida, a día de hoy, de que todas las mujeres del mundo sufriremos, antes o después, en mayor o menor medida, violencia ginecológica y/u obstétrica. Pero lo que sí me ha resultado una auténtica sorpresa es constatar que los y las profesionales también sufren: quienes son conscientes de que sus compañeros/as realizan violencia obstétrica (por ejemplo, las matronas que ven cómo los/las ginecólogos/as que son sus superiores jerárquicos realizan prácticas inadecuadas y ellas no pueden hacer nada para evitarlo) y quienes un día se dan cuenta de que han estado realizando violencia obstétrica ellos/ellas mismos/as sin haber sido conscientes: simplemente, habían seguido la línea de lo que habían aprendido en su formación, sin cuestionarse nada. El personal sanitario, en su inmensa mayoría, no es un grupo de «psicópatas» que quieran causar daño intencionadamente: son simplemente personas dentro de un sistema profundamente androcéntrico, y como tal, la visión que han recibido del cuerpo de las mujeres y de su sexualidad es patologizante, la mayoría de las veces sin darse ni cuenta.

Además, existen dentro de la práctica de la obstetricia unos turnos extremadamente largos, que inevitablemente tienen que influir en el estado mental de los y las profesionales que los viven: no se trata igual a una mujer tras dos horas de trabajo que tras doce, lógicamente. El cansancio es un factor muy importante y que hace mucha mella en el estado de los y las profesionales. Igualmente, el estrés o el «estar quemado» (*burnout*) son altísimos en ginecología. Todos estos resultan factores que no hay que obviar dentro de la asistencia en el embarazo y el parto: profesionales «quemados», con una presión asistencial muy fuerte, no podrán muchas veces atender como es debido a las pacientes, y no se encontrarán tampoco anímicamente con energía o ganas.

Muchos/as profesionales acaban hartándose de estar dentro de un sistema en el que sienten que las cosas no se hacen como se debiera, y algunos se acaban saliendo de este, bien definitivamente, bien para atender partos a domicilio o buscando otros caminos más respetuosos. Cuando la ginecóloga *Savannah* terminó la residencia, y vio que no era lo que ella se había imaginado, pensó en no seguir adelante:

> *Terminé la residencia, pensé que no quería dedicarme a la ginecología, dije «me apasiona, pero si esto va a ser así, yo no quiero dedicarme a ser médico ni a la ginecología ni nada». [...] Cuando hice la residencia lo que me echaba para atrás era esa frialdad, esa intromisión, ese... ego, ese protagonismo de los profesionales por encima de la mujer o de la familia o del bebé... el poco respeto enmascarado en un «todo esto lo hago solo para que estés segura, no te mueras ni tú ni tu bebé», algo así. Eso es... me echaba mucho para atrás, entre otras muchas cosas también.*

Pero quizás los más valientes son quienes se quedan dentro del sistema, intentando muchas veces remar contra corriente para ir logrando cambios, aunque sean nimios. Muchos cambios pequeños consiguen un gran cambio.

La *Estrategia de Atención al Parto Normal* supuso un enorme avance de cómo se podrían realizar las cosas teniendo siempre en cuenta la evidencia científica, pero el problema es que muchas veces esto se quedó solo en buenas intenciones. Los protocolos hospitalarios tardan mucho tiempo en ser modificados, y solo un 9 % de los hospitales españoles (OSM, 2012: 63) han incorporado la totalidad de los ítems que aparecen dentro de dicha *Estrategia*. Desde luego, los hospitales deberían realizar un mayor esfuerzo para que sus profesionales reciban una formación continua, basada en la evidencia científica más actual (en muchos centros, la formación no es obligatoria, con lo que resulta perfectamente posible que existan profesionales que decidan no «reciclarse»), y que los protocolos igualmente estuvieran en consonancia con esta. Si en España existiera una obligatoriedad de estadísticas hospitalarias a disposición del público, contrastadas y auditadas, sobre la asistencia en el embarazo y el parto (dicha obligación, hoy por hoy, no existe, y menos aún en la sanidad privada), los datos ayudarían a que el número de intervenciones fuera bajando sin ninguna duda: con los datos claros sobre la mesa es más fácil ejercer presión social.

La interacción entre la atención en el embarazo y parto (supuestamente basada en los protocolos de cada hospital) y el trato a la parturienta como tal es también algo muy delicado: atención y trato se acaban entremezclando, porque quienes atienden llevan a la espalda sus propias subjetividades, historias personales, prejuicios, maneras de percibir el parto como momento patológico o no... Esto, que podríamos denominar «factor azaroso» (dependiendo de quién te toque, así será tu parto), es algo de lo que muchas mujeres se quejaban, aunque en realidad el azar es solo desde el punto de vista de la parturienta, de cómo ella recibe la asistencia, porque cada profesional tiene por detrás su propia historia, como decimos. No hay ninguna garantía de que vayas a tener un parto respetado, si este depende totalmente del personal que toque en ese momento. Este azar es un condicionante de gran peso dentro de la violencia obstétrica.

Hoy por hoy, la lucha para erradicar la violencia obstétrica tiene tres frentes principales abiertos:

- **PREVENCIÓN**: hay que fomentar el respeto a las mujeres por medio de la educación y las campañas de sensibilización, para que la violencia de género en general y la obstétrica en particular sean erradicadas. La prevención es absolutamente imprescindible, porque va a las raíces, a la violencia estructural de la sociedad. La prevención es educación y es información.

- **FORMACIÓN**: el personal sanitario tiene que estar al tanto de la evidencia científica, para lo que debería ser sometido a evaluaciones periódicas. Además, es imprescindible que se realice un listado decente y actualizado de estadísticas de los hospitales, tal y como recomienda la OMS, para que las mujeres puedan decidir dónde parir en base a las tasas de cesáreas, episiotomías, etc. Por supuesto, la Estrategia de Atención al Parto Normal debería ser de obligado cumplimiento en todo el territorio nacional.

- **PENALIZACIÓN**: por último, hace falta que a nivel legal se penalice la violencia obstétrica, puesto que hoy en día resulta invisible, al estar normalizada.

Exigir leyes que penalicen la violencia obstétrica no solo es una manera de visibilizarla, sino de deslegitimarla. Porque la violencia obstétrica no debería ser lo normal. Pero además, es aún más importante la prevención, evitando los protocolos médicos obsoletos que patologicen el parto, que se apropien indebidamente de los cuerpos de las mujeres, y que contemplen el nacimiento como un acto donde las mujeres son meros contenedores que deben «dejarse hacer». Y para esto, como para toda la violencia de género, lo que hace falta es una simple cosa: pedagogía. Educar y reciclar los profesionales en un nacimiento respetado —pues según la evidencia científica cuanto menos medicalizados estén los partos mejor resultará la experiencia desde todos los puntos de vista: psicológico, físico, económico...— es la única opción posible para conseguir superar los treinta años de retraso que llevamos respecto a otros países (Europeristalt, 2010).

Sé por experiencia propia lo complejos que resultan esos primeros momentos con un recién nacido, la sensación de confusión y pérdida, el pensar «¿y ahora qué?», en ocasiones recibiendo consejos desactualizados o contradictorios por parte de un personal mal formado. Porque el nacimiento de un/a hijo/a es un momento de absoluta vulnerabilidad. Las mujeres se sienten débiles, con las hormonas a flor de piel, desubicadas y en una experiencia tan intensa como la vivida en el parto es muy difícil luchar solas por que se respeten los derechos. En instantes así, emocionalmente tan avasalladores, a veces unas pocas palabras humillantes son suficientes para que se desempoderen totalmente. Conociendo y reconociendo las estructuras de poder sobre las que se asienta el sistema patriarcal vemos cómo la interrelación entre mujeres y profesionales sanitarios está basada en la desigualdad más absoluta: las relaciones entre profesionales y pacientes se pueden medirse en términos de poder y control. Se trata de un continuo «tira y afloja» por el que los profesionales pueden sufrir denuncias por negligencia o mala praxis y las pacientes pueden sufrir las consecuencias de esta mala praxis. En este contexto de «parto como batalla», hay una figura crucial que yo denomino como «empoderamiento delegado», y que puede resultarle de gran ayuda a la mujer que está pariendo para luchar en su lugar, dejándole concentrarse en lo que verdaderamente importa en esos momentos: tener una experiencia de parto respetada y gozosa: que sea la pareja, la madre, una amiga, una doula, quien luche por su experiencia satisfactoria de parto en esos momentos vulnerables.

Besly, por ejemplo, depositó esa confianza en su marido:

> *Yo a mi marido siempre le decía «a ver, quiero esto, esto, esto, y yo no estoy para otra cosa, yo no voy a estar atendiendo al personal, eso tienes que hacerlo tú», sobre todo con la pequeña, yo le dije «no quiero epidural, porque si ya lo he hecho una vez, puedo otra, entonces ayúdame a no querer la epidural, que si la pido, me ayudes; no quiero oxitocina, por favor, estate pendiente de que si yo no reacciono, porque, joder, estás en ese momento en otras cosas, que tú seas mi voz», entonces yo a mi marido le tenía aleccionado en eso (se ríe), entonces yo creo que es más impor-*

> *tante el apoyo en paritorio, desde mi punto de vista, de tu pareja o si no quieres a tu pareja, que tuvieras una doula o alguien que acompañe, que sea tu voz y que sea tu plan de parto, no sé si me explico.*

También hay que tener en cuenta que el paradigma médico hegemónico, que ha sido denominado como *tecnocrático* por autoras como Robbie Davis-Floyd (2004), se caracteriza, como vimos en el primer capítulo, por una fuerte orientación hacia la ciencia, la alta tecnología, el beneficio económico y las instituciones gobernadas por un poder patriarcal. Así, cambiar la atención obstétrica tiene que ir a la par con un cambio en la visión del parto en la sociedad. Pero los medios de comunicación muestran el momento del parto como algo patológico y arriesgado, que necesita de atención médica inmediata, con el miedo al riesgo y al dolor como eje central de todo esto. La visión del parto es patológica y escapar de dicha visión, algo complejo.

En cualquier caso... ¿no sería más lógico intentar encontrar otro tipo de relación entre profesionales y pacientes que no fuera en términos de batallas, competencia y luchas de poder? Es, por lo tanto, necesario un diálogo continuado entre pacientes y profesionales para prevenir y terminar por fin con la violencia obstétrica. Y para eso hace falta pedagogía, buena voluntad... y colaboración entre todas las partes.

BIBLIOGRAFÍA

ALBEROLA, Eva (2016). «La indumentaria de las matronas romanas», en Revista de Historia, disponible en: https://revistadehistoria.es/la-indumentaria-de-las-matronas-romanas/ (acceso 14-03-2024).

ALCALÁ, Cristina (2017). «Trabajar este verano en un hospital o cómo quemarse sin tomar el sol», en Redacción médica 08-07-2017, disponible en: https://www.redaccionmedica.com/la-revista/reportajes/trabajar-este-verano-en-un-hospital-o-como-quemarse-sin-tomar-el-sol-2250 (acceso 14-03-2024).

ANDERSON, Garnet, et al. (2004). «Women's Health Initiative Steering Committee. Effects of conjugated equine estrogen in postmenopausal women with hysterectomy: the Women's Health Initiative randomized controlled trial». En *JAMA* del 14-4- 2004, vol. 291, n° 14, págs. 1701-1712.

ANTOLÍN, Luisa (1997). *Cooperación en salud con perspectiva de género*. Madrid: Ed. Federación de Planificación Familiar de España.

ARENA, Francesca (2014). «La medicalizzacione del parto: un processo dell'età moderna? Genere e medicina tra saperi e poteri (XVII-XX secoli)», en GARCÍA GALÁN, Sonia; MEDINA QUINTANA, Silvia; SUÁREZ SUÁREZ, Carmen (eds.) (2014). *Nacimientos bajo control. El parto en las edades Moderna y Contemporánea*. Asturias: Trea, págs. 77-92.

ARGUEDAS RAMÍREZ, Gabriela (2014): «La violencia obstétrica: propuesta conceptual a partir de la experiencia costarricense», en *Cuadernos Intercambio sobre Centroamérica y el Caribe*, n° 1, págs. 155-180.

BAER, Hans, et al. (2003). *Medical Anthropology and the World System*. Westport: Praeger.

BELLÓN SÁNCHEZ, Silvia (2015). «La violencia obstétrica desde los aportes de la crítica feminista y la biopolítica» en *Dilemata* año 7, n° 18, págs. 93-11.

BERGE, Christine (1991). «Evolución de la pelvis humana: enfoque funcional» en REBATO, Esther, et al. (comp), *Para comprender la antropología biológica*, Navarra: Ed. Verbo Divino, págs. 231-238.

BERGMAN, Nils (2002). *Restoring the Original Paradigm*. Documental disponible en: https://vimeo.com/27885109 (acceso 14-03-2024).

BERNSTEIN, Barbara; KANE, Robert (1991) «Physicians' attitudes toward female patients», en *Medical care* n° 19(6), págs. 600-609.

BERTHIAUD, Emmanuelle (2014). «Le vécu féminin de l'accouchement en France, XVIIIe – XIXe siècles». En GARCÍA GALÁN, Sonia; MEDINA QUINTANA, Silvia; SUÁREZ SUÁREZ, Carmen (eds.) (2014). *Nacimientos bajo control. El parto en las edades Moderna y Contemporánea*. Asturias: Trea, págs. 93-108.

BLANCO PRIETO, Pilar (2005). «Consecuencias de la violencia sobre la salud de las mujeres», en Consue Ruiz-Jarabo Quemada y Pilar Blanco Prieto (coord.), *La violencia contra las mujeres: prevención y detección: cómo promover desde los servicios salitarios relaciones autónomas, solidarias y gozosas*, Díaz de Santo (ed.), España, págs. 103-107.

BOCHINO, Stella (2005). «Aspectos psiconeuroendocrinos de la perimenopausia, menopausia y climaterio. Trastornos depresivos y cognitivos. Aspectos clínicos y terapéuticos» en *Revista Psiquiátrica Urugay* 2005, n° 70(1), págs. 66-79.

BOLETÍN OFICIAL DEL ESTADO (2002). «Ley 41/2002, de 14 de noviembre, básica reguladora de la autonomía del paciente y de derechos y obligaciones en materia de información y documentación clínica» en BOE n° 274, del 15-11-2002, disponible en: http://www.boe.es/diario_boe/txt.php?id=BOE-A-2002-22188 (acceso 14-03-2024).

BOLETÍN OFICIAL DEL ESTADO (2004). «Ley Orgánica 1/2004, de 28 de diciembre, de Medidas de Protección Integral contra la Violencia de Género» en BOE n° 313, del 29-12-2004, disponible en: http://www.boe. es/boe/dias/2004/12/29/pdfs/A42166-42197.pdf (acceso 14-03-2024).

BOLETÍN OFICIAL DEL ESTADO (2008) «Real Decreto 867/2008, de 23 de mayo, por el que se aprueba la reglamentación técnico-sanitaria específica de los preparados para lactantes y de los preparados de continuación» en BOE n° 131, del 30-05-2008, disponible en: https:// www.boe.es/buscar/doc.php?id=BOE-A-2008-9289 (acceso 14-03-2024).

BONINO, Luis (2005). «Micromachismos. La violencia invisible en la pareja». Disponible en: https://www.joaquimmontaner.net/Saco/dipi-ty_mens/micromachismos_0.pdf (acceso 14-03-2024).

BORRELL, Carme y GARCÍA-CALVENTE, María del Mar, MARTÍ-BOS-CÀ, José Vicente (2004). «La salud pública desde la perspectiva de género y clase social», *Gac. Sanit.*, 18, supl. 1, págs. 2-6.

BOTELLA LLUSÍA, José y CLAVERO, José A. (1945), *Manual universitario de ginecología*. Madrid: Editorial Científico-médica.

CABRUJA, Teresa (2004) «Violencia doméstica: sexo y género en las teorías psicosociales sobre la violencia. Hacia otras propuestas de comprensión e intervención», en *Intervención psicosocial*, vol. 13, n° 2, págs. 141-153.

CALVO, Pedro (1919), *Conocimientos útiles a la mujer. Obra de vulgarización científica*. Gijón: Talleres Tipográficos La Fe.

CAMPILLO ÁLVAREZ, José Enrique (2007). *La cadera de Eva, el protagonismo de la mujer en la evolución de la especie humana*. Barcelona: Ed. Crítica.

CANO, Ángeles (2011). «Malditos puntos o "cuando se le escapa el pipí"», disponible en EPEN: http://www.elpartoesnuestro.es/ blog/2011/07/15/malditos-puntos-o-%E2%80%9Ccuando-se-le-escapa-el-pipi%E2%80%9D (acceso 14-03-2024).

CARDÚS, José (1949). *Higiene del embarazo*. Huesca: Gráfica Oscense.

CARRASCO-GARRIDO, Pilar, et al. (2010). «Sex-Differences on self-medication in Spain» en *Pharmacoepidemiology and Drug Safety*, volume 19, número 12, págs. 1293–1299.

CEPAL (1996). «Violencia de género: un problema de derechos humanos», disponible en: http://www.cepal.org/es/publicaciones/violencia-de-genero-un-problema-de-derechos-humanos (acceso 14-03-2024).

CHÁVEZ HUALPA, Fabiola (1997). «Embarazo y parto en los cronistas de los siglos XVI-XVII», en *Anthropologica*, n° 15, págs. 97-134.

CIFRE GALLEGO, Eva, et al. (2015). *Género, salud y trabajo. Aproximaciones desde una perspectiva multidisciplinar*. Madrid: Pirámide.

CLARK, Alice (1968). *The Working Life of Women in 17th Century England*. Londres: Frank Cass and Co.

COE (2011). Convenio del Consejo de Europa sobre prevención y lucha contra la violencia contra las mujeres y la violencia doméstica. Estambul, disponible en: https://rm.coe.int/1680462543 (acceso 14-03-2024).

CÔTE-ARSENAULT, Denise y BIDLACK, Deborah (2001) «Women's emotions and concerns during pregnancy following perinatal loss», en *MCN: The American Journal of Maternal/Child Nursing*, 26, 3, 128-134.

COUTO NÚÑEZ, Dayana; NÁPOLES MÉNDEZ, Danilo (2014). «Aspectos sociopsicológicos del climaterio y la menopausia» en *Medisan* vol.18 n° 10, oct. 2014, págs. 1388-1398.

DAVIS-FLOYD, Robbie (2004). *Del médico al sanador*. Buenos Aires: Creavida.

DE BEAUVOIR, Simone (2005). *El segundo sexo*. Madrid: Cátedra.

DESCOLA, Philippe y PÁLSSON, Gísli (2001). *Naturaleza y Sociedad. Perspectivas antropológicas*. México: Siglo XXI.

DOCKRILL, Peter (2016). «A new male contraceptive injection is 96% effective in human tests» en Sciencealert, 28 de octubre de 2016, disponible en: http://www.sciencealert.com/a-new-male-contraceptive-injection-is-96-effective-in-human-tests (acceso 15-03-2024).

DOMÍNGUEZ VELA (2016). «Violencia de género y victimización secundaria» en *Revista Digital de Medicina Psicosomática y Psicoterapia*, volume VI, marzo 2016, n° 1, páginas 3-22.

DUNSWORTH, Holly, et al. (2012). «Metabolic hypothesis for human altriciality» en *PNAS* Septiembre 2012, vol. 109, n° 38, págs. 15212-15216.

EHRENREICH, Barbara; ENGLISH, Deirdre (1973). *Witches, Midwives and Nurses. A History of Women Healers*. New York: The Feminist Press.

EHRENREICH, Nancy (1993): «The colonization of the womb», en Duke Law Journal, n° 43, págs. 492-587.

EPEN (2011). «Episiotomía y dignidad de la mujer», disponible en: https://www.elpartoesnuestro.es/blog/2011/08/08/episiotomia-y-dignidad-de-la-mujer (acceso 15-03-2024).

EPEN (2012). «25 de Noviembre, Día Internacional Contra la Violencia hacia las Mujeres», disponible en: https://www.elpartoesnuestro.es/sites/default/files/public/blog/1125diaVO/ndp_2012_dia_internacional_vo.pdf (acceso 15-03-2024).

EPEN (sin fecha). «Medicalización rutinaria del parto», disponible en: http://www.elpartoesnuestro.es/informacion/parto/medicalizacion-rutinaria-del-parto (acceso 15-03-2024).

ESCUELA ANDALUZA DE SALUD PÚBLICA. JUNTA DE ANDALUCÍA (2015). «Guía de indicadores para medir las desigualdades de género en salud y sus determinantes», disponible en: https://www.easp.es/project/guia-de-indicadores-para-medir-las-desigualdades-de-genero-en-salud-y-sus-determinantes/ (acceso 15-03-2024).

ESTEBAN, Mari Luz (2001). *Re-producción del cuerpo femenino. Discursos y prácticas acerca de la salud*. Donostia: Hirugarren Prentsa/Tercera Prensa.

ESTEBAN, Mari Luz (2003). «El género como categoría analítica. Revisiones y aplicaciones a la salud» en *Cuadernos de Psiquiatría Comunitaria*, volumen 3, n° 1, págs. 22-39.

ESTEBAN, Mari Luz (2006). «El estudio de la salud y el género: las ventajas de un enfoque antropológico y feminista», en *Salud colectiva*, 2(1), Buenos Aires, págs. 9-20.

ESTEBAN, Mari Luz (2007): «Antropología, sistema médico-científico y desigualdades de género en salud» en *Introducción a la antropología de la salud. Aplicaciones teóricas y prácticas*, Bilbao: OSALDE-Asociación por el Derecho a la Salud, págs. 69-88.

ESTEBAN, Mari Luz (2013). *Antropología del cuerpo*. Barcelona: Edicions Bellaterra.

EURO-PERISTAT (2010) «European Perinatal Health Report. Health and Care of Pregnant Women and Babies in Europe in 2010», disponible en: http://www.europeristat.com/images/doc/EPHR2010_w_disclaimer.pdf (acceso 15-03-2024).

FAJARDO, Alicia (1977). «En la historia de la medicina. Las mujeres fueron quemadas por brujas. Ahora se empieza a rendirles justicia», en *Vindicación Feminista* n° 13, págs. 60-64.

FEDERICI, Silvia (2010). *Calibán y la bruja*. Madrid: Traficantes de sueños.

FERNÁNDEZ DEL CASTILLO, Isabel (2015) «La preparación al parto como arma de domesticación masiva», disponible en: https://www.diagonalperiodico.net/cuerpo/27044-la-preparacion-al-parto-como-arma-domesticacion-masiva.html (acceso 15-03-2024).

FERNÁNDEZ FERNÁNDEZ, José Manuel (2005). «La noción de violencia simbólica en la obra de Pierre Bourdieu: una aproximación crítica», en *Cuadernos de trabajo social* n° 18, Universidad Complutense de Madrid, págs. 7-31.

FERNÁNDEZ GUILLÉN, Francisca (2003). «Cosas que pueden ocurrir en el hospital», disponible en: *Mujeres y Salud*, Dossier 11, disponible en: http://mys.matriz.net/mys-1112/dossier/doss_1112_05.html (acceso 15-03-2024).

FERRER, Victoria (2007). «Las diversas manifestaciones de la violencia de género», en BOSCH, Esperanza (comp.): *La violencia de género: algunas cuestiones básicas*. Jaén: Formación Alcalá.

FOUCAULT, Michel (1977). *Historia de la Sexualidad I. La voluntad de saber*. Madrid: Siglo XXI.

FOUCAULT, Michel (1978). *El nacimiento de la clínica: una arqueología a la mirada médica*. Buenos Aires: Siglo Veintiuno.

FOUCAULT, Michel (1998). *Vigilar y castigar. Nacimiento de la prisión*. Buenos Aires: Siglo Veintiuno. Traducción: Aurelio Garzón del Camino.

FOUCAULT, Michel (2003). *La vida de los hombres infames. Ensayos sobre desviación y dominación*. Madrid: La Piqueta.

FORNES, Valeria (2014): «Violencia obstétrica: cuerpo disciplinado, sexualidad castigada», disponible en: https://www.agenciapacourondo.com.ar/sociedad/violencia-obstetrica-cuerpo-disciplinado-sexualidad-castigada (acceso 15-03-2024).

GALTUNG, Johan (2003). *Tras la violencia, 3R: reconstrucción, reconciliación, resolución. Afrontando los efectos visibles e invisibles de la guerra y la violencia*. Gernika: Bakeaz.

GARCÍA FANLO, Luis (2011): «¿Qué es un dispositivo?: Foucault, Deleuze, Agamben» en *AParte Rei, Revista de Filosofía*, marzo de 2011, disponible en: https://dialnet.unirioja.es/servlet/articulo?codigo=3644313 (acceso 15-03-2024).

GARCÍA FERNÁNDEZ, Mónica (2014). «"Parir para la patria". El control del embarazo y el parto en las primeras décadas del franquismo (1939-1955)», En GARCÍA GALÁN, Sonia; MEDINA QUINTANA, Silvia; SUÁREZ SUÁREZ, Carmen (eds.) (2014). *Nacimientos bajo control. El parto en las edades Moderna y Contemporánea*. Asturias: Trea, págs. 129-148.

GARCÍA GALÁN, Sonia. «Las prácticas tradicionales y la medicalización del parto: una convivencia tensa en la sociedad contemporánea» En GARCÍA GALÁN, Sonia; MEDINA QUINTANA, Silvia; SUÁREZ SUÁREZ, Carmen (eds.) (2014). *Nacimientos bajo control. El parto en las edades Moderna y Contemporánea*. Asturias: Trea, págs. 109-128.

GARCÍA GALÁN, Sonia; MEDINA QUINTANA, Silvia; SUÁREZ SUÁREZ, Carmen (eds.) (2014). *Nacimientos bajo control. El parto en las edades Moderna y Contemporánea*. Asturias: Trea.

GARCÍA GARCÍA, Eva Margarita (2017). «La(s) menopausia(s). Simbologías y sintomatologías culturales» en *Femeris. Revista multidisciplinar de estudios de género*, volumen 2, n° 1, Universidad Carlos III de Madrid, págs. 223-231.

GARCÍA MARTÍNEZ, Antonio Claret, et al. (1996). «La imagen de la matrona en la Baja Edad Media» en *Híades, Revista de Historia de la Enfermería*, 3-4, 1996/97, págs. 61-82.

GEORGOPOULOS, Basil S. y MANN, Floyd C. (1979). «The Hospital as an Organization» en *Patients, Physicians, and Illness*, New York: Free Press- E. Gartley, págs. 296-305.

GÉRVAS, Juan (2014). «El parto, mortalidad materna y encarnizamiento médico» en Acta Sanitaria del 5-10-2014, disponible en: http://www.actasanitaria.com/el-parto-mortalidad-materna-y-encarnizamiento-medico/ (acceso 02-02-2018).

GIBERTI, Eva (2003). «El poder hegemónico del médico en situación de embarazos y partos», disponible en: http://www.evagiberti.com/el-poder-hegemonico-del-medico-en-situacion-de-embarazos-y-partos/ (acceso 15-03-2024).

GILART CANTIZANO, Pilar et al. (2016) «Actualización sobre el uso de la maniobra de Hamilton como método de inducción parto vs inducción farmacológica», disponible en https://www.revista-portalesmedicos.com/revista-medica/maniobra-hamilton-induccion-parto/ (acceso 15-03-2024).

GINSBURG, Faye y RAPP, Rayna (1995). *Conceiving the New World Order. The Global Politics of Reproduction*. Berkeley: University of California Press.

GIRARD, Marc (2010). «La brutalisation du corps féminin dans la médecine moderne», disponible en: http://www.rolandsimion.org/spip.php?article23&lang=fr (acceso 20-03-2024).

GONZÁLEZ DE CHÁVEZ, María Asunción (comp.) (1993). *Cuerpo y subjetividad femenina. Salud y género*. Madrid: Ed. Siglo XXI.

GONZÁLEZ LAGO, Manuel (2016). «Industria farmacéutica: corrupción contra la salud y los presupuestos públicos», disponible en: https://www.nogracias.org/2016/03/31/industria-farmaceutica-corrupcion-contra-la-salud-y-los-presupuestos-publicos/ (acceso 20-03-2024).

GREEN, Judith, et al. (2003) «Factor structure, validity and reliability of the Cambridge Worry Scale in a pregnant population», en *Journal of Health Psychology*, 8, 6, 753-764.

GROSSINGER, Richard (1990). *Planet Medicine: From Stone Age Shamanism to Post-Industrial Healing*. Berkeley, CA: North Atlantic Books.

GUTMAN, Laura (2007). *Puerperios y otras exploraciones del alma femenina*. Buenos Aires: Ed. Del Nuevo Extremo.

GUTMAN, Laura (2012). *Amor o dominación. Los estragos del patriarcado*. Argentina: Del Nuevo Extremo.

HARPER, Barbara (1996). *Opciones para un parto suave*. Rochester: Inner Traditions.

HECQUET, Philippe (1708). *De l'indécence aux hommes d'accoucher les femmes et de l'obligation aux mères de nourrir leurs enfants: ouvrage dans lequel on fait voir, par des raisons de physique, de morale et de médicine, que les mères n'exposeroient ni leurs vies, ni celles de leurs enfants, en se passant ordinairement d'accoucheurs et de nourrices*. París: Etienne.

HEREDIA HERNÁNDEZ, Braulio y LUGONES BOTELL, Miguel (2007). «Edad de la menopausia y su relación con el hábito de fumar, estado marital y laboral» en *Rev Cubana Obstet Ginecol.* nº 33(3), págs. 1-7.

HERNÁNDEZ PEDREÑO, Manuel (2002) «Perfiles sociales de salud: diferencias según género». En RAMOS GARCÍA, Elvira (coord.) (2002) *La salud de las mujeres: hacia la igualdad de género en salud. I Congreso Nacional: Murcia, 9 y 10 de Mayo 2002*. Madrid: Instituto de la Mujer. Páginas 248-250.

HODNETT, Ellen, et al. (2008). «Apoyo continuo para las mujeres durante el parto (Revisión Cochrane traducida)» en *La Biblioteca Cochrane Plus* n° 4. Oxford: Update Software Ltd., disponible en: https://www.cochrane.org/es/CD003766/PREG_apoyo-continuo-para-las-mujeres-durante-el-parto (acceso 20-03-2024).

HOLMES, Oliver Wendell (1892) *Medical Essays*. Tomo IX. Boston: Houghton, Mifflin & CO.

HUNTINGFORD, Peter (1978). «Obstetric Practice: Past, Present and Future» en KITZINGER, Sheila (ed.) *The Place of Birth*, Oxford: Oxford University Press. Págs. 229-250.

IMAZ, Elixabete (2010). «Entre ginecólogos y matronas. La relación con lo médico en la cotidianidad de la embarazada», en ESTEBAN, Mari Luz; COMELLES, Josep M. y DÍEZ MINTEGUI, Carmen (eds.) (2010). *Antropología, género, salud y atención*, Barcelona: Edicions Bellaterra, págs. 173-189.

INSGENAR (2003). *Con todo al aire. Reporte de derechos humanos sobre atención en salud reproductiva en hospitales públicos*. Rosario, Argentina: Instituto de Género, Derecho y Desarrollo.

JORDAN, Brigitte (1997), «Authoritative knowledge», en DAVIS-FLOYD, Robbie y SARGENT, Carolyn (eds.) (1997). *Childbirth and Authoritative Knowledge*. Berkeley: University of California Press.

KENNY, Michael y DE MIGUEL, Jesús M. (comp.) (1980). *La antropología médica en España*. Barcelona: Ed. Anagrama.

KITZINGER, Sheila (1996). *Nacimiento en casa*. Barcelona: Icaria.

LAMEIRAS FERNÁNDEZ, María, et al. (2013). *El clítoris y sus secretos*. Vigo: Unidad de Igualdad de la Universidad de Vigo.

LANDY, Helain, et al. (2011). «Characteristics Associated with Severe Perineal and Cervical Lacerations During Vaginal Delivery» en *Obstet Gynecol*. Marzo 2011, n° 117, págs. 627–635.

LEMAY, Gloria (2010) «La naturaleza de parir y nacer», disponible en:https://www.elpartoesnuestro.es/sites/default/files/public/do-

cumentos/parto/partonormal/2.-%20La%20naturaleza%20de%20
parir%20y%20nacer_Gloria%20Lemay.pdf (acceso 20-03-2024).

LEVRAN D., et al. (1988) «The evalue of amnioscopy» en *Obstet Gynaecol* 1988, n° 284, págs. 271-274.

LÓPEZ VILLAR, Cristina (coord.) (2011). *Estudios multidisciplinares para la humanización del parto*. A Coruña: Universidade da Coruña.

LOTHIAN, Judith; GRAUER, Alyson (2003). «"Reality" Birth: Marketing Fear to Childbearing Women», en *The Journal of Perinatal Education*, 12 (2), vi–viii.

MARTIN, Emily (1987). *The Woman in the body*, Boston: Beacon Press.

MARTIN, Robert (1994). «Capacidad cerebral y evolución humana», en *Investigación y ciencia*, diciembre 1994.

MARTÍNEZ HERNÁEZ, Ángel (1996). «Antropología de la salud. Una aproximación genealógica» en PRAT, Joan; MARTÍNEZ HERNÁEZ, Ángel (eds.), *Ensayos sobre antropología cultural*. Barcelona: Ariel, págs. 369-381.

MATA, María Teresa (2015). «La depresión postparto», disponible en Revista Mensalus del 21-1-2015: https://mensalus.es/blog/ansiedad-estres/2015/01/la-depresion-postparto/ (acceso 20-03-2024).

MATUD, María Pilar (2007). «Domestic Abuse and Children's Health in the Canary Islands, Spain» en *European Psychologist* n° 12, págs. 45-53.

MEAD, Margaret (1975). *Adolescencia, sexo y cultura en Samoa*. Barcelona: Paidós.

MENÉNDEZ, Eduardo (1992). «Modelo hegemónico, modelo alternativo subordinado, modelo de autoatención. Caracteres estructurales» en CAMPOS, Roberto (comp.), *La antropología médica en México*. México: Instituto-Mora, UAM, págs. 97-114.

MILL, John Stuart (1970). *Sobre la libertad*. Madrid: Alianza.

MINGOTE ADÁN, José Carlos y PÉREZ-CORRAL, Francisco (1999). *Estrés del médico. Manual de autoayuda.* Madrid: Díaz Santos.

MINISTERIO DE SANIDAD, SERVICIOS SOCIALES E IGUALDAD (2014). «Costes hospitalarios - Contabilidad Analítica», disponible en: https://www.mscbs.gob.es/estadEstudios/estadisticas/inforRecopilaciones/anaDesarrolloGDR.htm#:~:text=%3A%20aplicaci%C3%B3n%20de%20consulta%20que%20da,hospitalizaci%C3%B3n%20e%20informes%20de%20GRD.&text=Incluye%20datos%20de%20pesos%20y,severidad%20y%20por%20GRD%20basal. (acceso 20-03-2024).

MONCÓ REBOLLO, Beatriz (2009). «Maternidad ritualizada: un análisis desde la antropología del género» en *Revista de Antropología Iberoamericana*, volumen 4, nº 3, Septiembre-Diciembre 2009, págs. 357-384.

MSA (2010). «Guía para la atención del parto normal en maternidades centradas en la familia», disponible en: https://bancos.salud.gob.ar/sites/default/files/2018-10/0000000239cnt-g09.guia-atencion-parto-normal.pdf (acceso 20-03-2024).

MURPHY, Carry (2018). «Why The "Husband Stitch" Isn't Just a Horrifying Childbirth Myth», disponible en: https://www.healthline.com/health-news/husband-stitch-is-not-just-myth (acceso 20-03-2024).

NASCIMIENTO CARNEIRO, Marinha (2005). «A nova cultura científica na obstetrícia e seus efeitos profissionais» en *Revista da Faculdade de Letras 69.* Porto, III Série, vol. 6, 2005, págs. 69-9.

NÓVOA, Santos (1929). *La mujer, nuestro sexto sentido y otros esbozos.* Madrid: Biblioteca Nueva.

OBSERVATORIO DE SALUD DE LAS MUJERES (OSM) (2012, revisado en 2015). «Estrategia de atención al parto normal en el Sistema Nacional de Salud. Informe sobre la atención al parto y Nacimiento en el Sistema Nacional de Salud», disponible en: https://www.sanidad.gob.es/en/organizacion/sns/planCalidadSNS/pdf/InformeFinalEAPN_revision8marzo2015.pdf (acceso 20-03-2024).

ODENT, Michel (1990). *El bebé es un mamífero.* Madrid: Mandala.

ODENT, Michel (2005). *El nacimiento renacido*. Argentina: Creavida.

OLIVA, José Luis (1941). «Vigilancia médica del embarazo. Su importancia en la defensa de la madre y el hijo», en *Conferencias radiadas de puericultura*. Jefatura Provincial de Sanidad, Servicios Provinciales de Sanidad Infantil y Maternal. Málaga: La Regional, págs. 16-20.

OLZA, Ibone (2014). «Estrés postraumático secundario en profesionales de la atención al parto. Aproximación al concepto de violencia obstétrica» en *Cuadernos de medicina psicosomática y psiquiatría de enlace. Revista Iberoamericana de psicosomática*. Madrid: Editorial Médica n° 111, págs. 79-83.

OMS (1948). «Constitución de la Organización Mundial de la Salud, 1946», disponible en: https://www.who.int/es/about/accountability/governance/constitution (acceso 20-03-2024).

OMS (1985). «Recomendaciones de la OMS sobre el nacimiento. Declaración de Fortaleza» en *The Lancet* n° 2, 1985; ii, págs. 436-437.

OMS (2003). «Informe mundial sobre la violencia y la salud, 2003», Ginebra, disponible en: http://apps.who.int/iris/bitstream/10665/67411/1/a77102spa.pdf (acceso 20-03-2024).

OMS (2014). «Prevención y erradicación de la falta de respeto y el maltrato durante la atención del parto en centros de salud», disponible en: http://apps.who.int/iris/bitstream/10665/134590/1/WHO_RHR_14.23_spa.pdf?ua=1&ua=1 (acceso 20-03-2024).

OMS (2018). «WHO Recommendations. Intrapartum care for a positive childbirth experience», disponible en: http://apps.who.int/iris/bitstream/10665/260178/1/9789241550215-eng.pdf?ua=1 (acceso 20-03-2024).

ONU (1948). «Declaración Universal de Derechos Humanos» (1948), disponible en: http://www.un.org/es/documents/udhr/ (acceso 20-03-2024).

ONU (1993). «Conferencia Mundial sobre Derechos Humanos», disponible en: https://www.ohchr.org/Documents/Events/OHCHR20/VDPA_booklet_Spanish.pdf (acceso 20-03-2024).

OPENDEMOCRACY (2020) «Top doctors and lawyers condemn "shocking" treatment of women in childbirth during COVID-19», disponible en: https://www.opendemocracy.net/en/5050/doctors-lawyers-condemn-shocking-treatment-childbirth-covid/ (acceso 20-03-2024).

ORTIZ GÓMEZ, Teresa (2002). «El papel del género en la construcción histórica del conocimiento científico sobre la mujer» en RAMOS GARCÍA, Elvira (coord.) (2002) *La salud de las mujeres: hacia la igualdad de género en salud. I Congreso Nacional: Murcia, 9 y 10 de Mayo 2002.* Madrid: Instituto de la Mujer, págs. 29-41.

ORTNER, Sherry (1974). «Is Female to Male as Nature is to Culture?», en ROSALDO, Michelle; LAMPHERE, Louise; *Woman, Culture and Society.* California: Stanford University Press.

OVO (2017). «Informe del Observatorio español de la violencia obstétrica. Año 2016», disponible en: https://www.elpartoesnuestro.es/sites/default/files/public/OVO/informeovo2016.pdf (acceso 20-03-2024).

PANUTHOS, Claudia (1987). *Maternidad maravillosa: Una guía práctica.* México: PaxMéxico.

PEDREIRA PÉREZ, Milagros (2016). «Infarto agudo de miocardio en la mujer, ¿es diferente que en los hombres?» en *Sociedad Española de Cardiología*, disponible en: https://secardiologia.es/multimedia/blog/7019-infarto-agudo-de-miocardio-en-la-mujer-es-diferente-que-en-los-hombres (acceso 20-03-2024).

PERAPOCH LÓPEZ, Josep, et al. (2006). «Cuidados centrados en el desarrollo (CCD). Situación en las unidades de neonatología de España. 2005» en *Anales de Pediatría* n° 64, págs. 132-139. Barcelona: Elsevier.

PÉREZ MELERO, Rocío, et al. (2014). «¿Cómo valoran las mujeres ceutíes su calidad de vida en el periodo de climaterio? » en *Revista Matronas* n° 0, págs. 22-30.

QUIÑONERO, Llum (2002). «Vuelta al parto natural» en *El Mundo* n° 341, 28-4-2002, disponible en: http://www.elmundo.es/cronica/2002/341/1020064607.html (acceso 20-03-2024).

REZA, Gloria (2013). «Contra la violencia obstétrica», disponible en: https://data.proceso.com.mx/?p=342983 (acceso 03-09-2020).

REVEIZ, Ludovic, et al. (2008) «Enemas durante el trabajo de parto», disponible en: Biblioteca Cochrane, http://www.cochrane.org/es/CD000330/enemas-durante-el-trabajo-de-parto (acceso 03-09-2020).

RONDÓN, Marta B. (2008). «Aspectos sociales y emocionales del climaterio. Evaluación y manejo. Simposio de Climaterio y menopausia» en *Rev Per Ginecol Obstet* 2008, n° 54, págs. 99-107.

RUIZ-CANTERO, María Teresa, et al. (2007). «A framework to analyse gender bias in epidemiological research» en *Journal of Epidemiology and Community Health*, n° 61 (supl II), págs. 46-53.

RICH, Adrienne (1978). *Nacida de mujer: La crisis de la maternidad como institución y como experiencia*. Barcelona: Noguer.

RODRIGÁÑEZ BUSTOS, Casilda (2000). «Tender la urdimbre. El parto es una cuestión de poder», disponible en: https://es.scribd.com/document/285793168/Tender-La-Urdimbre (acceso 20-03-2024).

RODRIGÁÑEZ BUSTOS, Casilda (2008). «El metabolismo del psiquismo y la sociabilidad humana», disponible en: https://sites.google.com/site/casildarodriganez/(acceso 20-03-2024).

RODRIGÁÑEZ BUSTOS, Casilda (2010). *La sexualidad y el funcionamiento de la dominación*. Alicante: Ed. Casilda Rodrigáñez Bustos.

SADLER, Michelle (2004). «Así me nacieron a mi hija. Aportes antropológicos para el análisis de la atención biomédica del parto». En SADLER, Acuña, *Nacer, Educar, Sanar; Miradas desde la Antropología del Género*. Santiago de Chile: Catalonia, págs. 15-66.

SADLER, Michelle y RIVERA, Magdalena (2015). «El temor al parto: Yo no me imagino el parto ideal, yo me imagino el peor de los partos», en *Revista Contenido. Cultura y Ciencias Sociales*. n° 6, 2015, págs. 60-72.

SADLER, Michelle; LEIVA, Gonzalo; OLZA, Ibone (2020). «COVID-19 as a risk factor for obstetric violence», en *Journal Sexual and Reproductive Health Matters* n° 28.

SANTOS, Milton (1994). «O retorno do territorio», en SANTOS, Milton, DE SOUZA, Adelia y SILVEIRA, Maria Lauria (eds.), *Territorio, globalização e Fragmentação*. Sao Paulo: Hucitec Anpur, págs. 15-20.

SÁNCHEZ LÓPEZ, María Pilar (comp.) (2003). *Mujer y salud. Familia, trabajo y sociedad.* Madrid: Díaz de Santos.

SAU, Victoria (1998). *Defensa de la mujer.* Barcelona: Icaria.

SAU, Victoria (2000). *Reflexiones feministas para principios de siglo,* Madrid: Horas y Horas.

SHEA-LEWIS, Anne, et al. (2018). «An Investigation into the Safety of Oral Intake During Labor», en *Am J Nurs.*, marzo 2018, número 118(3), págs. 24-31, disponible en: https://www.ncbi.nlm.nih.gov/pubmed/29424752 (acceso 20-03-2024).

Shearer, E. (1993) *Cesarean secion: medical benefits and costs.* Soc Sci Med. 37(10), 1223-31.

SHIPMAN, Pat (2014). «El difícil trance del parto humano» en *Revista Investigación y ciencia*, mayo 2014, págs. 36-40.

ST-AMANT, Stéphanie (2013). *Déconstruire l'accouchement: épistémologie de la naissance, entre expérience féminine, phénomène biologique et praxis technomédicale.* Université du Québec à Montréal: tesis doctoral.

STOLKINER, Alicia (1987). «Distintos paradigmas de salud, sus instituciones y el psicólogo en ellas» en *Salud y sociedad*, nº 4, páginas 25-31.

STOTLAND, N., et al. (2010) «Preventing excessive weight gain in pregnancy: how do prenatal care providers approach counseling?» en *Int J Womens Health* 2010;19(4):807-14.

SZASZ, Thomas (1970). *The Manufacture of Madness.* New York: Harper & Row.

TREVATHAN, W. (1997) «An evolutionary perspective on authoritative knowledge about birth» en DAVIS-FLOYD, Robbie, *Childbirth and authori-*

tative knowledge: cross-cultural perspectives. Berkeley: University of California Press, págs. 80-88.

TRUSTLAW WOMEN (2011). «The world's most dangerous countries for women 2011», informe disponible en: https://www.trust.org/spotlight/the-worlds-most-dangerous-countries-for-women-2011/ (acceso 20-03-2024).

UNDP (2019). *Human Development Report 2019. Work for Human Development*. New York: PBM Graphics.

UNICEF (2016). «Unicef's data work on FGM/C» (folleto), disponible en: https://data.unicef.org/topic/gender/fgm/ (acceso 20-03-2024.

URANGA, Alfredo, et al. (2004). *Guía para la atención del Parto Normal en Maternidades Centradas en la familia*. Dirección Nacional de Salud Materno Infantil. Argentina: Ministerio de Salud.

USANDIZAGA, José Antonio (1981). «La obstetricia y la ginecología durante el romanticismo» en *Historia Universal de la Medicina* (Laín Entralgo), tomo V. Barcelona: Salvat, págs. 315-321.

VALLS-LLOBET, Carme (2002). «Promoción de la salud desde la perspectiva de género» en RAMOS GARCÍA, Elvira (coord.) (2002) *La salud de las mujeres: hacia la igualdad de género en salud. I Congreso Nacional: Murcia, 9 y 10 de Mayo 2002*. Madrid: Instituto de la Mujer, págs. 200-205.

VALLS-LLOBET, Carme (2006). *Mujeres invisibles*. Barcelona: Random House Mondadori.

VALLS-LLOBET, Carme (2009). *Mujeres, salud y poder*. Madrid: Alianza.

VILLAR SALINAS, Jesús (1942). *La maternidad contemporánea en España. Madrid: Publicaciones al servicio de España y del niño español*, Ministerio de la Gobernación, Dirección General de Sanidad, Servicio de Sanidad Infantil y Maternal, págs. 51-52.

VILLAVERDE, María Silvia (2006). *Salud sexual y procreación responsable*. Buenos Aires: Jurisprudencia argentina.

VILLEGAS POLJAK, Asia (2009). «La violencia obstétrica y la esterilización forzada frente al discurso médico», en *Revista Venezolana de Estudios de la Mujer* v.14 n° 32 de junio 2009, disponible en: http://www.scielo.org.ve/scielo.php?pid=S1316-37012009000100010_&script=sci_arttext (acceso 20-03-2024).

WAGNER, Marsden (1999). «Episiotomy: A Form of Genital Mutilation» en *The Lancet*, n° 353, 5-6-1999, págs. 1977-1978.

WERNER, David (1980). *Donde no hay doctor: una guía para los campesinos que viven lejos de los centros médicos*, 4ª ed. Palo Alto, California: Fundación Hesperian.

WERTZ, Richard y WERTZ, Dorothy (1990). «Notes of the decline of midwives and the rise of medical obstetricians» en KONRAD, Peter (Ed.), *The Sociology of Health and Illness*. New York: St. Martin's Press, págs. 148-160.

WILKINSON, Sue y KITZINGER, Celia (1996). *Mujer y salud. Una perspectiva feminista*. Barcelona: Paidós.

WILSON, Robert (1963) «The fate of the nontreated postmenopausal woman: a plea for the maintenance of adequate estrogen from puberty to the grave» en FAUSTO STERLING, Anne (1985) *Myths of Gender: Biological Theories about Women and Men*. New York: Ed. Basic Books.

YANG, Nam-Young y KIM, Sang-Dol (2016). «Effects of a Yoga Program on Menstrual Cramps and Menstrual Distress in Undergraduate Students with Primary Dysmenorrhea: A Single-Blind, Randomized Controlled Trial» en *The Journal of Alternative and Complementary Medicine*, n° 22, 9: 1-9-2016, págs. 732-738.